Anleitung in der galvanischen und faradischen Behandlung

Für Schwestern und Sanitätsdienstgrade

Von

Dozent Dr. Friedrich Duensing
Oberarzt und Abt.-Arzt in einem Reserve-Lazarett

Mit 27 Abbildungen

Berlin
Springer-Verlag
1943

Alle Rechte, insbesondere das der Übersetzung
in fremde Sprachen, vorbehalten.

ISBN-13: 978-3-642-89626-2   e-ISBN-13: 978-3-642-91483-6
        DOI: 10.1007/978-3-642-91483-6

Vorbemerkungen.

Die Anleitung in der galvanischen und faradischen Behandlung ist im Anschluß an Unterrichtsstunden niedergeschrieben worden, die Verfasser im Auftrage des beratenden Psychiaters und Neurologen Oberstabsarzt Professor Dr. G. EWALD Schwestern und Sanitätsdienstgraden eines Wehrkreises erteilt hat. Angestrebt wurde eine möglichst einfache, manchen vielleicht ein wenig nüchtern erscheinende Darstellungsweise. Fremdworte sind vermieden worden, soweit sie leicht durch Verdeutschungen zu ersetzen waren. Dagegen wurden absichtlich einige lateinische Fachausdrücke beibehalten, die den im Lazarett tätigen Hilfskräften durchweg geläufiger sein werden als die entsprechenden weniger gebräuchlichen deutschen Worte. Ausdrücklich sei hervorgehoben, daß die ,,Anleitung" nur als Hilfe für die Laienausbildung gedacht ist, aber keinesfalls den lebendigen Unterricht am gesunden und kranken Menschen ersetzen kann. Es hätte vielleicht nahe gelegen, eine größere Anzahl von Abbildungen aus der plastischen Anatomie einzufügen; davon wurde vorerst aber Abstand genommen, um den Preis des Heftchens möglichst niedrig zu halten und außerdem mit Rücksicht auf die Tatsache, daß jene Muskeln, die an der Gestaltung der Körperform wesentlichen Anteil haben, für die elektrische Behandlung nur selten in Betracht kommen. Damit auch der Arzt die ,,Anleitung" bei der elektrischen Untersuchung als Hilfsmittel benutzen kann, wurden in die bekannten, dem Handbuch der Neurologie entnommenen Abbildungen von den Reizpunkten die lateinischen Fachbezeichnungen mit eingefügt. Auf die Vorzüge der Reizung mit verzögert ansteigenden galvanischen Strömen wurde kurz hingewiesen, obgleich zur Zeit geeignete Apparaturen erst in beschränkter Anzahl zur Verfügung stehen.

Möge die ,,Anleitung" dazu beitragen, daß unseren Nervenverletzten eine sachgemäße Behandlung zuteil wird.

Göttingen, Januar 1943.

FR. DUENSING.

Inhaltsverzeichnis.

Vorbemerkungen III
1. Über den Bau des Nervensystems und die Aufgaben der Nerven 1
2. Über die Erscheinungen nach Nervenverletzungen und den Zweck der elektrischen Behandlung 3
3. Allgemeine Bemerkungen über Lage und Wirkungsweise der Muskeln 4
4. Die oberen Gliedmaßen mit ihren Knochen, Gelenken und Muskeln 6
5. Die Nerven der oberen Gliedmaßen und die Erscheinungen bei ihrer Verletzung 8
6. Die unteren Gliedmaßen mit ihren Knochen, Gelenken und Muskeln 12
7. Die Nerven der unteren Gliedmaßen und die Erscheinungen bei ihrer Verletzung 14
8. Die Muskeln und Nerven am Kopf und Rumpf 15
9. Hinweise für die Feststellung der gelähmten Muskeln 16
10. Über einige Grundbegriffe der Elektrizitätslehre 17
11. Die Elektrisierapparate 18
12. Die Pflege des Apparates 22
13. Über die Reizung der Nerven und Muskeln mit dem elektrischen Strom unter normalen und krankhaften Verhältnissen 23
14. Allgemeines über die Durchführung der elektrischen Behandlung 25
15. Die Behandlung mit dem galvanischen Strom 26
   a) Die Behandlung der Muskeln mit galvanischer Längsdurchströmung 26
   b) Die galvanische Reizung der Muskeln an den Eintrittsstellen der Nervenäste 34
   c) Die galvanische Reizung der Nerven 36
16. Die Behandlung mit dem faradischen Strom 42
17. Die galvano-faradische Behandlung 44
18. Die Dauerdurchströmung mit dem galvanischen Strom 44
19. Das Behandlungsbuch 47
20. Die Haltung des Sanitätsdienstgrades dem verletzten Kameraden gegenüber 48

1. Über den Bau des Nervensystems und die Aufgaben der Nerven.

Unser Nervensystem besteht aus dem Gehirn, dem Rückenmark und den Nerven. Das *Gehirn* füllt das Innere des Schädels aus und ist als die Zentrale des gesamten Nervensystems zu betrachten. Es steht an seiner Grundfläche in Verbindung mit dem *Rückenmark*, das im Wirbelkanal gut geschützt gelegen ist und bis zum ersten Lendenwirbel abwärts reicht. Aus dem Rückenmark entspringen beiderseits die Rückenmarksnerven, welche durch die Zwischenwirbellöcher den Wirbelkanal verlassen und sich dann im Bereich des Brustkorbes in *Nerven* fortsetzen, die zwischen den Rippen nach vorn bis zum Brustbein hin verlaufen. In der unteren Halsgegend entsteht aus den Rückenmarksnerven zunächst ein *Nervengeflecht*, das *Armgeflecht*, aus dem sich in der Gegend der Achselhöhle die *Nerven für den Arm* abzweigen. Ebenso bilden die aus dem unteren Rückenmarksabschnitt entspringenden Nerven seitlich der Lendenwirbelsäule und an der hinteren Beckenwand ein *Geflecht*, aus dem die *Nerven für das Bein* hervorgehen.

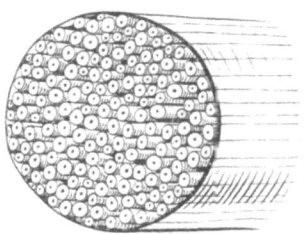

Abb. 1. Querschnitt durch einen Nerven, stark vergrößert und vereinfacht. Jede einzelne Nervenfaser besteht aus einer leitenden Achse und einer isolierenden Hülle. In Wirklichkeit enthalten unsere Nerven eine viel größere Anzahl Fasern als in Abb. 1 eingezeichnet worden sind. Ein mittelkräftiger Nerv, wie z. B. der Medianus, ist etwa so dick wie ein Bleistift.

Die Nerven, weiße Stränge von sehr verschiedener Dicke, splittern sich nach den Enden der Gliedmaßen zu in immer feinere *Äste* auf, die an den Muskeln, in der Haut, an den Blutgefäßen und anderen Bestandteilen des Körpers endigen. Betrachtet man den Querschnitt eines Nerven unter einer stark vergrößernden Lupe (Mikroskop), dann erkennt man, daß er sich aus einer großen Anzahl von einzelnen Leitungen, den *Nervenfasern* zusammensetzt (s. Abb. 1). Ein Nerv ist also nicht zu vergleichen mit einem *einzelnen* elektrischen Draht, sondern mit einem aus vielen Adern bestehenden Fernsprechkabel; von den zahlreichen Fasern, die jeder Nerv enthält, leitet ein Teil vom Rückenmark zum Körper hin, ein anderer Teil in umgekehrter Richtung. Unsere

2 Über den Bau des Nervensystems und die Aufgaben der Nerven.

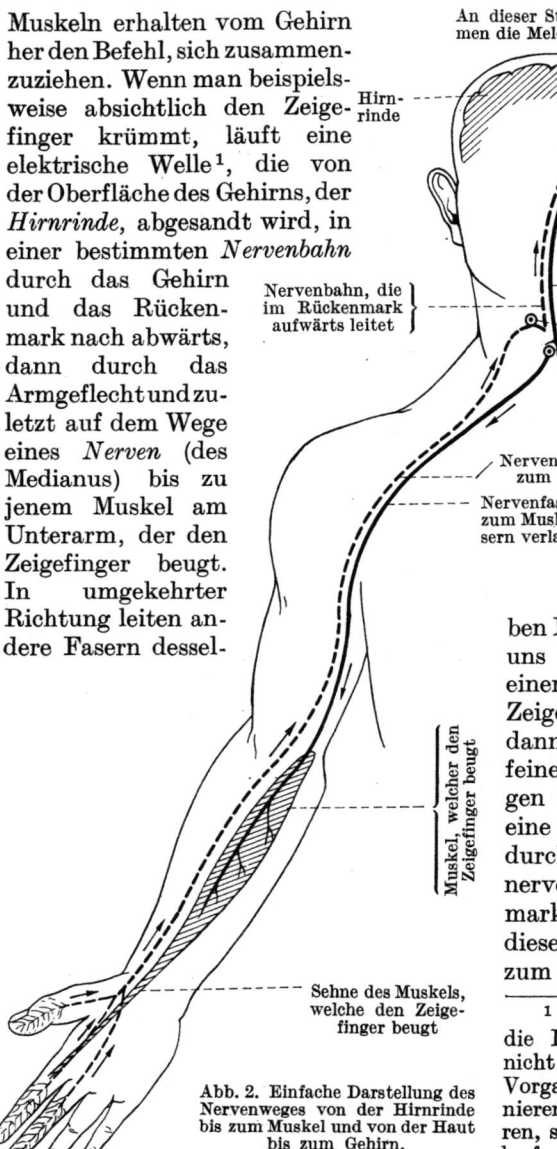

Muskeln erhalten vom Gehirn her den Befehl, sich zusammenzuziehen. Wenn man beispielsweise absichtlich den Zeigefinger krümmt, läuft eine elektrische Welle[1], die von der Oberfläche des Gehirns, der *Hirnrinde*, abgesandt wird, in einer bestimmten *Nervenbahn* durch das Gehirn und das Rückenmark nach abwärts, dann durch das Armgeflecht und zuletzt auf dem Wege eines *Nerven* (des Medianus) bis zu jenem Muskel am Unterarm, der den Zeigefinger beugt. In umgekehrter Richtung leiten andere Fasern desselben Nerven: Wenn wir uns beispielsweise mit einer Nadel in den Zeigefinger stechen, dann läuft von den feinen Nervenendigungen in der Haut her eine elektrische Welle[1] durch den Medianusnerven zum Rückenmark hin und in diesem aufwärts bis zum Gehirn (s. Abb. 2).

An dieser Stelle der Hirnrinde kommen die Meldungen von der Haut an

Hirnrinde

Stelle der Hirnrinde, welche Befehle an die Muskeln abgibt

Nervenbahn, welche die Befehle des Gehirns im Rückenmark abwärts leitet

Nervenbahn, die im Rückenmark aufwärts leitet

Nervenzellen im und am Rückenmark; sie ernähren die Nervenfasern

Nervenfaser, die von der Haut zum Rückenmark leitet

Nervenfaser, die vom Rückenmark zum Muskel hin leitet. Beide Fasern verlaufen im Medianusnerven

Muskel, welcher den Zeigefinger beugt

Sehne des Muskels, welche den Zeigefinger beugt

Abb. 2. Einfache Darstellung des Nervenweges von der Hirnrinde bis zum Muskel und von der Haut bis zum Gehirn.

[1] In Wirklichkeit ist die Leitung im Nerven nicht ein rein elektrischer Vorgang wie das Telephonieren und Telegraphieren, sondern ein rasch ablaufendes chemisches Geschehen, das am ehesten mit dem Abbrennen einer Zündschnur verglichen werden kann, und das von elektrischen Erscheinungen begleitet bzw. unterstützt wird.

Erst in der Hirnrinde kommt die Empfindung des Schmerzes zustande. Ebenso wird auf dem Wege über die Nerven dem Gehirn jede Berührung unserer Haut und jede Einwirkung von Wärme und Kälte gemeldet. Das Gehirn kann dann durch seine Befehle an die Muskeln Abwehrmaßnahmen veranlassen.

2. Über die Erscheinungen nach Nervenverletzungen und den Zweck der elektrischen Behandlung.

Was nach Unterbrechung eines Nerven, etwa infolge einer Schußverletzung geschieht, ist nicht schwer zu verstehen: Die Befehle, die das Gehirn an jene Muskeln aussendet, an denen der betreffende Nerv endigt, bleiben an der Stelle der Verletzung stecken; diese Muskeln können sich deshalb nicht mehr zusammenziehen, sind *gelähmt*. Sie magern außerdem zumeist erheblich ab, einmal auf Grund der Untätigkeit, vor allem aber auch deshalb, weil die Verbindung mit den Nervenzellen im Rückenmark (s. Abb. 2) unterbrochen ist, von denen normalerweise dauernd den Muskeln ein Kräftestrom zufließt. Ferner können von jenem Hautgebiet her, das mit dem durchtrennten Nerven in Verbindung steht, dem Gehirn keine Meldungen mehr erstattet werden; in diesem Bereich hat der Verletzte ein „taubes Gefühl", d. h. keine oder nur geringe Empfindungen für Berührung, Schmerz, Wärme und Kälte. In dem Hautgebiet mit gestörter Empfindung kann er sich deshalb leicht Verletzungen oder auch Verbrennungen zuziehen, ohne es zu merken.

Vielfach beobachtet man außerdem, daß der Körperteil, an welchem Nerven verletzt sind, leicht kalt wird und sich rötlich-blau färbt. Hier handelt es sich um Störungen der Blutversorgung auf Grund der Durchtrennung von Nervenfasern, welche die Weite der Blutgefäße regeln. Ferner ist manchmal in dem empfindungslosen Hautbezirk das Schwitzen aufgehoben, die Nägel wachsen gelegentlich weniger und die Haut kann übermäßig verhornen. Letztlich steht eben die Tätigkeit und das Wachstum jedes Körperbestandteiles unter dem Einfluß des Nervensystems.

Von all diesen Erscheinungen stört die Lähmung der Muskeln den Verletzten zweifellos am meisten.

Wenn ein Nerv durchschossen oder anderweitig durchtrennt worden ist, geht er *von der Verletzungsstelle an abwärts zugrunde*. Die Nervenfasern sind nämlich nur dann lebensfähig, wenn sie mit ihren im Rückenmark gelegenen Nervenzellen, deren Fortsätze sie sind und von denen sie dauernd ernährt werden, in Verbindung stehen (s. Abb. 2). Ein durchschossener Nerv kann also an der Stelle der Verletzung leider nicht wieder zusammenwachsen wie ein gebrochener Knochen, der ja in wenigen Wochen

1*

4 Allgemeine Bemerkungen über Lage und Wirkungsweise der Muskeln.

wieder anzuheilen pflegt; sondern von dem mit dem Rückenmark noch im Zusammenhang stehenden Nervenstück her muß *der gesamte abgestorbene Nervenabschnitt neu gebildet werden*. Es sproßt also der Nerv an der Stelle der Verletzung neu aus.

Die Nervenfasern wachsen dabei in den abgestorbenen Nervenabschnitt hinein, der ihnen gleichsam den richtigen Weg weist. Entstand aber an der Stelle der Verletzung eine erhebliche Lücke im Nerven, dann erreichen die aussprossenden Nervenfasern das abgestorbene Nervenstück oft nicht, und die Muskeln bleiben gelähmt. In diesem Falle nimmt man eine *Nervenoperation* vor, bei welcher oberes und unteres Ende des Nerven an der Stelle der Verletzung aufgesucht und miteinander vernäht werden. So wird erreicht, daß die dann nochmals auswachsenden Nervenfasern den richtigen Weg nehmen, indem sie den abgestorbenen Nervenabschnitt als „Leitschiene" benutzen. Manchmal genügt es allerdings bei der Operation, den verletzten Nerven aus Narben, die ihn einschnüren, zu befreien.

Das Wachstum der Nervenfasern geht aber nur sehr langsam vor sich, und daher kommt es, daß bei Nervenverletzungen die Wiederherstellung sehr lange, viele Monate, ja sogar einige Jahre dauern kann. Die Muskeln sind erst dann wieder zu bewegen, wenn die aussprossenden Nervenfasern sie erreicht haben. Wurde ein Nerv bei der Verletzung nicht durchtrennt, sondern nur gequetscht oder beschädigt, dann kann die Wiederherstellung allerdings in kürzerer Zeit, etwa in einigen Wochen oder Monaten erfolgen. Wichtigste *Aufgabe der elektrischen Behandlung* ist es nun, in jener oft langen Zeit, in welcher der Verletzte seine Muskeln *nicht* bewegen kann, dieselben *durch elektrischen Strom zur Tätigkeit zu zwingen*, täglich zu trainieren und dadurch den Muskelschwund zu bekämpfen. Wir wollen erreichen, daß der Nerv, wenn er die zugrunde gegangene Strecke wieder durchwachsen hat, einen noch einigermaßen kräftigen Muskel vorfindet. Denn die Wiederherstellung des Nerven würde nutzlos sein, wenn die Muskulatur in der Zwischenzeit völlig zugrunde ginge. Die *Übung der Muskeln* ist also die wesentlichste Aufgabe der elektrischen Behandlung; möglicherweise wird außerdem durch das Elektrisieren das Wachstum des sich neubildenden Nervenstückes beschleunigt.

3. Allgemeine Bemerkungen über Lage und Wirkungsweise der Muskeln.

Wir sehen also, daß bei den Nervenschußverletzungen hauptsächlich die *Muskeln* zu behandeln sind, deren Lage und Wirkungsweise der Sanitätsdienstgrad deshalb kennenzulernen hat. Die Zahl der Muskeln des menschlichen Körpers ist allerdings so groß — es sind etwa 400 —, daß viel Mühe dazu gehört, sie sich alle

Allgemeine Bemerkungen über Lage und Wirkungsweise der Muskeln. 5

mit ihren lateinischen Namen und ihren vielfältigen Wirkungen zu merken. Glücklicherweise sind aber meist mehrere Muskeln mit gleichen oder ähnlichen Aufgaben zu Muskelgruppen zusammengefaßt, mit denen sich auch der Nichtarzt vertraut machen kann. Zunächst machen wir uns ganz allgemein die Wirkungsweise unserer Muskeln klar, die bekanntlich die Fähigkeit haben, sich ohne vorangehende Dehnung aus dem Ruhezustande heraus zu *verkürzen*. Wie das möglich ist, hat die Wissenschaft durchaus noch nicht restlos aufklären können. Der zusammengezogene Muskel fühlt sich hart an und seine Umrisse werden deutlicher durch die Haut hindurch sichtbar als im Ruhezustande. Durch die *Verkürzung* kann natürlich nur deshalb eine *Bewegung* ent-

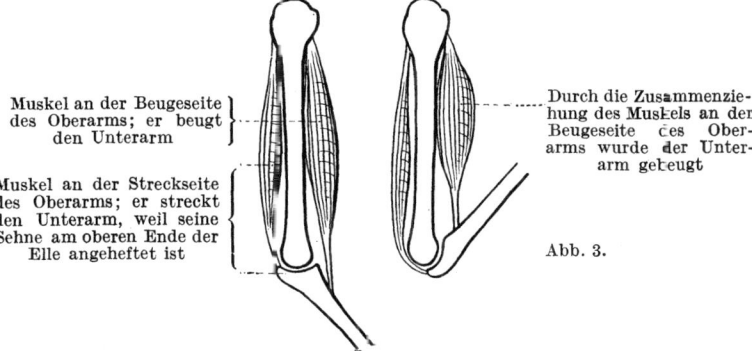

Muskel an der Beugeseite des Oberarms; er beugt den Unterarm

Muskel an der Streckseite des Oberarms; er streckt den Unterarm, weil seine Sehne am oberen Ende der Elle angeheftet ist

Durch die Zusammenziehung des Muskels an der Beugeseite des Oberarms wurde der Unterarm gebeugt

Abb. 3.

stehen, weil der Muskel, meist durch Vermittlung von *Sehnen*, an zwei *verschiedenen*, durch ein Gelenk miteinander verbundenen *Knochen* befestigt ist[1]. Die Beugebewegung des Unterarmes wird beispielsweise ermöglicht durch einen Muskel, der den *Oberarmknochen* mit einem der beiden *Unterarmknochen* verbindet (s. Abb.3). Sehr wichtig ist es nun, die Tatsache zu beachten, daß die *Muskeln, welche den Unterarm beugen*, sich nicht etwa zwischen der Mitte des Oberarmes und Unterarmes ausspannen — denn dann würde ja die Gegend des Ellenbogengelenkes plump und unförmig sein —, sondern an der Vorderseite des *Oberarmes gelegen* sind (s. Abb. 3). Nur die Sehnen ziehen über das Ellenbogengelenk hinweg und setzen an Elle und Speiche an. Und so befinden sich, von wenigen Ausnahmen abgesehen, durchweg unsere Muskeln

---

[1] Zahlreiche Muskeln überspringen 2 oder sogar mehrere Gelenke, doch wollen wir auf diese etwas schwierigen Verhältnisse nicht näher eingehen, sondern nur jenen einfachen Vorgang betrachten, wie ein Muskel ein Gelenk bewegt.

6　Die oberen Gliedmaßen mit ihren Knochen, Gelenken und Muskeln.

nicht an dem Körperteil, der bewegt wird, sondern am *nächsthöheren Gliedabschnitt*. Wir merken uns:

Die Muskeln, die den Oberarm bewegen, liegen an der Schulter und am
„　„　„　„　Unterarm　„　„　am Oberarm, [Brustkorb
„　„　„　die Hand　„　„　am Unterarm,
„　„　„　„　Finger　„　„　an der Mittelhand,
ja zum Teil noch einen Körperteil höher, nämlich am Unterarm.
Die Muskeln, die den Oberschenkel bewegen, liegen in und am Becken,
„　„　„　„　Unterschenkel　„　„　am Oberschenkel,
„　„　„　„　Fuß　„　„　„　Unterschenkel,
„　„　„　die Zehen　„　„　„　Mittelfuß,
ja zum Teil noch höher, also am Unterschenkel.

Nun vermögen wir unsere Gliedmaßen nicht nur in einer Richtung zu bewegen, sondern mindestens nach zwei entgegengesetzten, oft sogar nach vielen Seiten. Der Unterarm kann bekanntlich nicht nur gebeugt, sondern auch gestreckt werden. Das ist deshalb möglich, weil der erwähnten Muskelgruppe an der Vorderseite des Oberarmes eine weitere an der Rückseite des Oberarmes gegenüberliegt, deren Sehne sich an der Rückseite der Elle, und zwar am Ellenbogen anheftet (s. Abb. 3). Wenn diese Muskelgruppe sich zusammenzieht, wird der Unterarm gestreckt. In ähnlicher Weise können wir an jedem Körperabschnitt mindestens zwei Muskelgruppen unterscheiden, nämlich eine, die den nächstunteren Gliedabschnitt *beugt*, und eine weitere, meist gegenüberliegende, die ihn *streckt*. Immer liegt natürlich der Muskel, der beugt, an der *Beugeseite*, und der Muskel, der streckt, an der *Streckseite* des betreffenden Körperteiles. Man beachte, daß beim stehenden Menschen, der seine Handflächen — wie in Abb. 17, S. 28 — nach vorn gedreht hat, Beugeseite des Oberarmes, Unterarmes und der Hand nach *vorn* sehen, *Beugeseite des Oberschenkels und Unterschenkels dagegen hinten liegen*, während die Fußsohle mit der Beugeseite des Fußes gleichbedeutend ist (s. Abb. 18).

4. Die oberen Gliedmaßen mit ihren Knochen, Gelenken und Muskeln.

Schlüsselbein und *Schulterblatt* bilden zusammen den *Schultergürtel*. Auf dem Schulterblatt springt die *Schultergräte* vor, so daß ober- und unterhalb derselben zwei Gruben entstehen, die beim gesunden Menschen mit Muskulatur ausgefüllt sind.

Im Oberarm befindet sich der *Oberarmknochen*; sein oberes Ende, der kugelig geformte Kopf, liegt in einer flachen Pfanne an der Außenseite des Schulterblattes. Das untere Ende des Oberarmknochens bildet nach innen zu einen kleinen Vorsprung

(Musikantenknochen), den man an der Innenseite des Ellenbogengelenkes deutlich fühlen kann und hinter welchem der Ellennerv verläuft. Im *Unterarm* liegen zwei Knochen, nämlich an der Kleinfingerseite die *Elle* und an der Daumenseite die *Speiche*. Das obere Ende der Elle heißt Ellenbogen; *eine* Kante der Elle kann man ihrer ganzen Länge nach durch die Haut hindurchtasten; sie bildet, wie wir noch sehen werden, die eine Grenze zwischen Beuge- und Streckmuskeln des Unterarmes. An das untere Ende von Elle und Speiche schließen sich die kleinen, würfelförmigen *Handwurzelknochen* an, auf diese folgen die wie Stäbchen geformten *Mittelhandknochen*, und schließlich die kleinen Knochen in den einzelnen Fingergliedern.

Die *Gelenke* der oberen Gliedmaßen: Schultergelenk, Ellenbogengelenk, Handgelenk, Fingergelenke wird jeder kennen. Jeder Finger hat drei Gelenke, die Grundgelenk, Mittelgelenk und Endgelenk heißen. Der Daumen besitzt nur zwei Gelenke.

Wir besprechen nun die Muskeln der oberen Gliedmaßen.

a) Der Schultergürtel ist, wenn auch nur in beschränktem Umfange, gegenüber dem Brustkorb beweglich. Wir können beispielsweise die Schultern hochziehen, gleichsam den Kopf zwischen den Schultern verstecken. Diese Bewegung geschieht durch den oberen Abschnitt des Trapezmuskels, eines großen, flachen, unmittelbar unter der Haut des Nackens und Rückens gelegenen Muskels, der die Form eines Papierdrachens oder Trapezes hat (s. Abb. 21, 1). Der mittlere Abschnitt dieses Muskels nähert beide Schulterblätter der Wirbelsäule, eine Bewegung die man macht, wenn „Brust heraus!" befohlen wird. Der sehr versteckt unter dem Schulterblatt gelegene „Sägemuskel", der mit einzelnen Zacken unterhalb der Achselhöhle an den Rippen entspringt (s. Abb. 20, 4), hat die Aufgabe, das Schulterblatt an den Brustkorb anzudrücken. Wenn er gelähmt ist („Serratuslähmung") und die Arme waagerecht nach vorn gehoben werden, dann steht der untere Winkel des Schulterblattes (s. Abb. 21, 4) flügelförmig ab.

b) Muskeln, die den Oberarm bewegen: Die Wölbung der Schulter wird vom *Deltamuskel* gebildet (s. Abb. 21—23); der Oberarm wird durch seinen vorderen Abschnitt nach vorn, durch den seitlichen Abschnitt seitlich und durch den hinteren Abschnitt dieses Muskels nach hinten gehoben. Das Andrücken des Oberarmes an den Brustkorb geschieht durch den *großen Brustmuskel*, der im übrigen gleichzeitig den Oberarm einwärts drehen kann (s. Abb. 20, 1 u. 22, 17). Der *große Rückenmuskel* (s. Abb. 20, 3 u. 23, 4) dreht den Oberarm ebenfalls einwärts und bewegt ihn nach hinten. Die Auswärtsdrehung des Oberarmes ermöglicht der Muskel

8 Nerven der oberen Gliedmaßen und Erscheinungen bei Verletzung.

oberhalb und unterhalb der Schultergräte, dessen Schwund durch das Hervortreten der Schultergräte sehr leicht zu erkennen ist.

c) **Muskeln, die den Unterarm bewegen:** Die *Beugung* des Unterarmes geschieht durch die Muskeln an der Vorderseite des Oberarmes; der bekannteste von ihnen ist der *Biceps* (= zweiköpfiger Muskel; s. Abb. 22, 5 u. 6), der sich bei muskelkräftigen Menschen sehr schön vorzuwölben pflegt. Die *Streckung* des Unterarmes bewirkt der dreiköpfige Muskel (Triceps) an der Rückseite (*Streckseite*) des Oberarmes (s. Abb. 23, 16 u. 17 sowie Abb. 3).

d) **Muskeln, die die Hand bewegen:** Die Muskeln, die die Hand *beugen*, liegen an der *Beugeseite* und Innenseite des Unterarmes. Die *Streckbewegung* der Hand (Bewegung handrückenwärts) kommt dagegen durch Muskeln an der *Streckseite* und Außenseite des Unterarmes zustande. Wir können die Hand aber nicht nur beugen und strecken, sondern auch *drehen*, und zwar 1. so, daß die Hohlhand nach oben sieht, und 2. derart, daß der Handrücken oben liegt. Die Muskeln, die diese Bewegungen ausführen, werden bei der Besprechung der Abb. 22 u. 23 erwähnt.

Beuge- und Streckmuskeln sind am Unterarm nicht so einfach voneinander geschieden wie am Oberarm, wo, wie wir gesehen haben, die Beugemuskeln vorn und die Streckmuskeln an der Rückseite liegen. Will man die *Streckmuskeln* des Unterarmes behandeln, dann dreht man die Hand immer so, daß der *Handrücken* oben liegt. Jene Muskeln, die man dann bei der Betrachtung von oben und außen zu Gesicht bekommt (s. Abb. 5), sind diejenigen, welche die Hand und die Finger im Grundgelenk strecken.

Um die *Beugemuskeln* des Unterarmes zu behandeln, wird die Hand so gehalten, daß die *Hohlhand* nach oben sieht. Die einwärts von der Ellenbeuge, also an der *Innenseite* des Unterarms gelegenen Muskeln beugen die Hand und die Finger in allen Gelenken. Die Elle bildet an der Rückseite des Unterarmes die Grenze zwischen den beiden Muskelgruppen.

e) **Muskeln, die die Finger bewegen:** Die *Beugung* der Finger in sämtlichen Gelenken geschieht ebenfalls durch Muskeln an der Beugeseite des Unterarmes, die *Streckung* der Finger durch Muskeln an der Streckseite des Unterarmes.

Das *Spreizen* und Aneinanderlegen der Finger bewerkstelligen die *Muskeln zwischen den Mittelhandknochen*, die außerdem die Streckung der Finger im Mittel- und Endgelenk unterstützen. Die Muskeln des *Daumenballens* bewegen den Daumen, die des *Kleinfingerballens* den kleinen Finger nach verschiedenen Richtungen.

5. Die Nerven der oberen Gliedmaßen und die Erscheinungen bei ihrer Verletzung.

Bei den Schußverletzungen der Hals- und Schultergegend kann das Armgeflecht völlig durchtrennt werden, so daß sämtliche

Nerven der oberen Gliedmaßen und Erscheinungen bei Verletzung. 9

Muskeln eines Armes gelähmt sind (*vollständige „Plexuslähmung"*). Ist nur der obere Teil des Armgeflechtes zerstört, dann sind nur Deltamuskel, die Muskeln ober- und unterhalb der Schultergräte sowie die Muskeln an der Beugeseite des Oberarmes gelähmt (sog. *obere „Plexuslähmung"*, s. Abb. 4). Es kann auch der untere Teil des Armgeflechtes getroffen sein, so daß nur die Muskeln des Unterarmes und der Hand stillgelegt sind (*untere „Plexuslähmung"*). Und schließlich kommt es vor, daß bei den Plexusschädigungen gelähmte und nicht gelähmte Muskeln in buntem Durcheinander miteinander abwechseln.

Von den Nerven des Armes selbst wollen wir nur die drei wichtigsten, den Radialis, Medianus und Ulnaris kennenlernen. Dem *Radialisnerven* (= Speichennerven) sind alle Muskeln an der Streckseite des Oberarmes und Unterarmes unterstellt. Die Radialislähmung erkennt man in der Regel sofort an der *Fallhand* (Abb. 5). Die Streckung der Hand und der Finger im Grundgelenk ist nicht möglich. Die Streckbe-

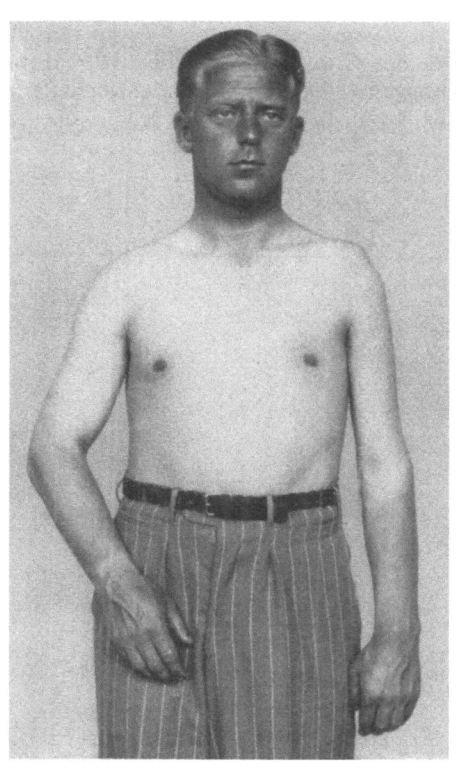

Abb. 4. Obere Plexuslähmung links. Deltamuskel und die Muskeln an der Beugeseite des linken Oberarms sind deutlich zurückgegangen. (Man vergleiche gesunde und kranke Seite miteinander!) Der Verletzte kann im Schultergelenk keine Bewegungen ausführen und den Unterarm nicht beugen. (Nach SCHELLER: Handb. der inneren Medizin, 3. Aufl., Bd. V/2.)

wegung des Unterarmes ist nur dann aufgehoben, wenn der Radialisnerv sehr hoch, in der Gegend der Achselhöhle, durchschossen wurde.

Der *Medianusnerv* (Mittelnerv) endet an jenen Muskeln, die den Daumen und Zeigefinger beugen, häufig ist er außerdem für die Beugung des 3. Fingers mit zuständig; und schließlich versorgt er einen Teil der Muskeln des Daumenballens, der bei der Medianus-

10 Nerven der oberen Gliedmaßen und Erscheinungen bei Verletzung.

lähmung oft abmagert. Bei dem Versuch, eine Faust zu machen, bleiben bei der Medianuslähmung Daumen und Zeigefinger gestreckt, so daß das Bild einer „*Schwurhand*" entsteht (s. Abb. 6). Der *Ulnarisnerv* (Ellennerv) versorgt am Unterarm jene Muskeln, die den 4. und 5. Finger — manchmal auch den 3. Finger — im Endgelenk beugen. Von ihm hängen außerdem fast alle *an der Hand gelegenen Muskeln* ab, also die Muskeln des Kleinfingerballens, die Zwischenknochenmuskeln und jene Daumenballenmuskeln, die der Medianusnerv nicht versorgt (Daumen-

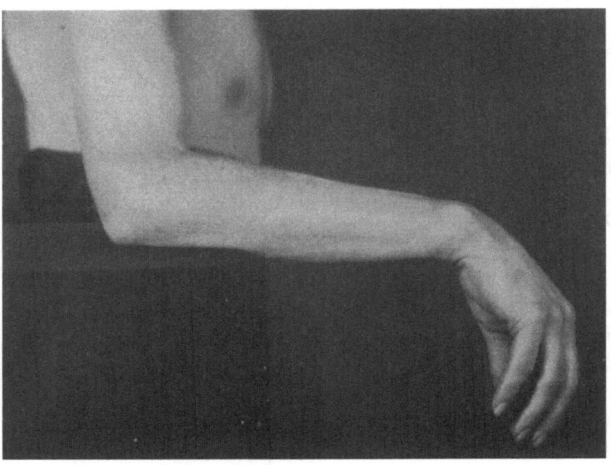

Abb. 5. „Fallhand" bei Radialislähmung. Es ist dem Verletzten nicht möglich, die Hand und die Finger im Grundgelenk zu strecken. (Nach FOERSTER: Handb. der Neurologie, Bd. III.)

anzieher). Die Erscheinungen der Ulnarislähmung sind also folgende: 4. und 5. Finger können nicht völlig gebeugt werden; alle Finger sind im 2. und 3. Gelenk nicht vollständig zu strecken und weder zu spreizen noch aneinander zu legen. Schließlich können Daumen und kleiner Finger nur unvollkommen einander genähert werden. Weil die Finger in den letzten beiden Gelenken nur mangelhaft gestreckt werden können, stehen sie oft in Krallenstellung (*Krallenhand*) (s. Abb. 7).

Die Beugung der Hand kommt einmal durch jene Muskeln zustande, welche die Finger zur Faust einschlagen, außerdem noch durch zwei besondere Muskeln: Der eine, an der Speichenseite des Unterarmes gelegen (speichenwärtiger Beuger des Handgelenks), ist dem Medianusnerven unterstellt; der andere liegt an der Ellenseite des Unterarmes (ellenwärtiger Beuger des Handgelenks) und wird vom Ellennerven versorgt.

Nerven der oberen Gliedmaßen und Erscheinungen bei Verletzung. 11

Nicht selten sind Medianus- und Ulnarisnerv gleichzeitig verletzt. Dann können Hand und Finger überhaupt nicht gebeugt werden, außerdem sind sämtliche kleinen Handmuskeln gelähmt.

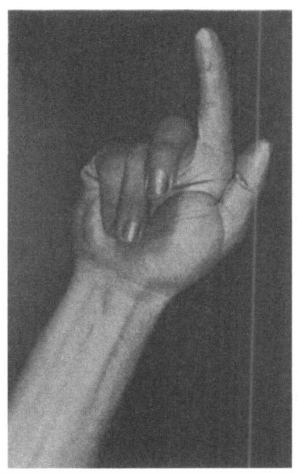 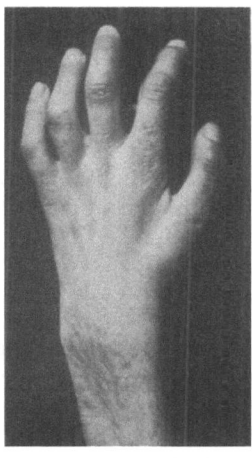

Abb. 6. „Schwurhand" infolge Medianuslähmung. Daumen und Zeigefinger können nicht gebeugt werden, die Beugung des 3. Fingers gelingt nicht vollständig. (Nach FOERSTER: Handb. d. Neurologie, Bd. III.)

Abb. 7. „Krallenhand" auf Grund einer Ulnarislähmung. (Nach FOERSTER: Handb. der Neurologie, Bd. III.)

In welchen Hautgebieten an der Hand bei der Schädigung der drei besprochenen Nerven Empfindungsstörungen auftreten, geht aus Abb. 8 hervor.

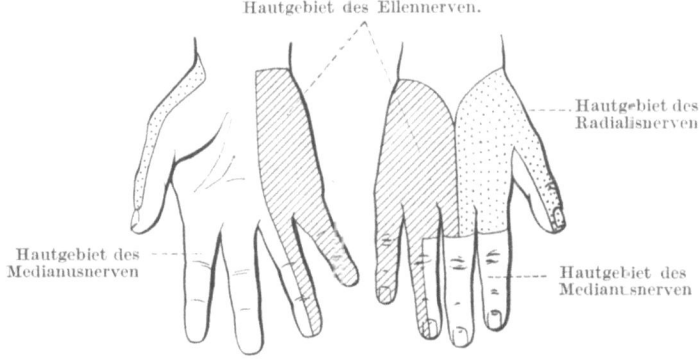

Abb. 8.

6. Die unteren Gliedmaßen mit ihren Knochen, Gelenken und Muskeln.

Dem Schultergürtel entspricht das mit der Wirbelsäule fest verbundene *Becken*, von dem man einzelne Teile, z. B. in der Hüftgegend den oberen Rand des Darmbeines sowie — etwas einwärts von der Gesäßbacke — das Sitzbein, durchtasten kann. Stütze des Oberschenkels ist der kräftige *Oberschenkelknochen*; sein *Kopf* liegt in einer tiefen *Pfanne* an der Außen- und Unterseite des Beckens. Im Unterschenkel liegen zwei Knochen, *Schienbein* und *Wadenbein*. Das Schienbein kann man an der Vorderseite und Innenseite des Unterschenkels dicht unter der Haut tasten. Das Wadenbein liegt, größtenteils unter Muskeln verborgen, außen vom Schienbein. Gut zu tasten ist aber sein oberes, verdicktes Ende, das *Wadenbeinköpfchen*, und sein unteres Ende, der *äußere Knöchel*. Im Fuß liegen die *Fußwurzelknochen* (zu denen Sprungbein und Fersenbein gehören) und die *Mittelfußknochen*, an welche sich die kleinen Knochen der Zehen anschließen.

Die *Gelenke* der unteren Gliedmaßen sind jedem Laien ihrem Namen nach bekannt. Das Hüftgelenk ist seiner Bauart nach ebenso wie das Schultergelenk ein Kugelgelenk. Kniegelenk und Fußgelenk sind Scharniergelenke. Am Fußgelenk hat man zwischen dem oberen Sprunggelenk, in welchem der Fuß gebeugt und gestreckt wird, und dem unteren Sprunggelenk, in welchem abwechselnd äußerer und innerer Fußrand gehoben werden können, zu unterscheiden.

Wir besprechen nun die Muskeln an den unteren Gliedmaßen:

a) **Muskeln, die den Oberschenkel bewegen:** Im Hüftgelenk können wir in sehr vielen Richtungen Bewegungen ausführen. Der Oberschenkel wird *gebeugt* (bei Rückenlage angehoben, beim stehenden Menschen nach vorn bewegt) durch Muskeln, die innen im Becken — sowie seitlich an der Lendenwirbelsäule — entspringen und sich mit ihrer Sehne an der Vorderseite des Oberschenkelknochens nur wenig unterhalb des Hüftgelenkes anheften, die also zum größten Teil verborgen sind. Die entgegengesetzte Bewegung (Rückwärtsbewegung des Oberschenkels beim stehenden Menschen), also die *Streckung im Hüftgelenk*, führen die *Gesäßmuskeln* aus, die z. B. dann in Tätigkeit zu treten haben, wenn wir von einem Stuhl aufstehen. Das *Abspreizen* des Oberschenkels bewirken seitlich unterhalb des Hüftknochens gelegene Muskeln; und das *Andrücken* der Oberschenkel aneinander geschieht durch Muskeln an der Innenseite des Oberschenkels, die

Die unteren Gliedmaßen mit ihren Knochen, Gelenken und Muskeln. 13

am Becken entspringen, und sich an der Innenseite des Oberschenkelknochens festheften. Beim Reiten werden diese Muskeln

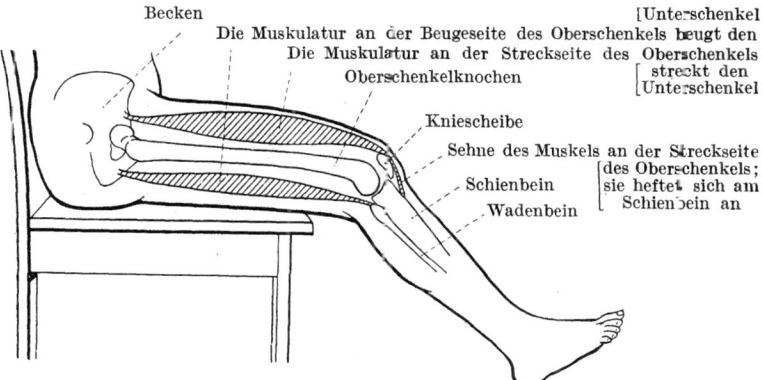

Abb. 9. Rechtes Bein, von der Außenseite her betrachtet.

besonders stark in Anspruch genommen. Daß der Oberschenkel auch einwärts und auswärts gedreht werden kann, sei nur kurz erwähnt.

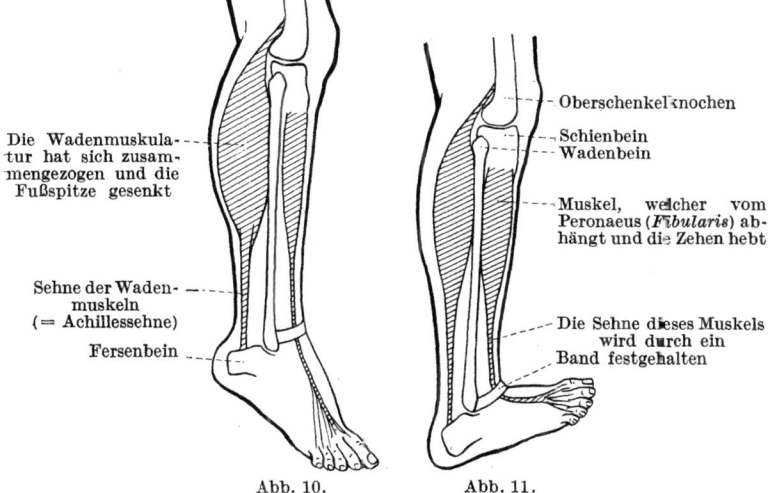

Abb. 10 und 11. Rechter Unterschenkel von der Außenseite her betrachtet.

b) Muskeln, die den Unterschenkel bewegen: Die *Streckung* des Unterschenkels bewerkstelligen die Muskeln an der Vorderseite des Oberschenkels, deren Sehne über die Kniescheibe hinwegzieht

14 Nerven der unteren Gliedmaßen und Erscheinungen bei Verletzung.

und oben am Schienbein ansetzt (s. Abb. 9). Die Kniescheibe dient gleichsam als Rolle für die Sehne und trägt wesentlich dazu bei, daß die Kraft dieser Muskeln besser zur Geltung kommen kann. Alle Muskeln an der *Rückseite* (Beugeseite) des Oberschenkels *beugen* den Unterschenkel; ihre Sehnen kann man sehr gut innen und außen von der Kniekehle tasten.

c) **Muskeln, die den Fuß bewegen:** Die *Hebung* der Fußspitze und der Zehen geschieht durch Muskeln an der Vorder- und Außenseite des Unterschenkels, also durch jene Muskelgruppe, die sich außen an die Schienbeinkante anschließt (s. Abb. 11). Die *Wadenmuskeln* beugen den Fuß und die Zehen, senken also die Fußspitze (s. Abb. 10); sie ermöglichen es, daß man sich auf die Zehen stellen kann.

d) Schließlich gibt es noch *kurze* Muskeln auf dem Fußrücken, welche die *Zehen* heben (strecken), und an der Fußsohle, welche die Zehen beugen.

7. Die Nerven der unteren Gliedmaßen und die Erscheinungen bei ihrer Verletzung.

Alle Muskeln, die den Oberschenkel nach verschiedenen Richtungen bewegen, werden zum großen Teil durch Nervenäste versorgt, die unmittelbar aus dem Beingeflecht stammen. Sie sind nur selten gelähmt, nämlich bei Beckenschüssen, die das Beingeflecht verletzt haben.

Die Muskeln an der Streckseite (Vorderseite) des Oberschenkels sind dem *Femoralisnerven* unterstellt. Bei der Femoralislähmung ist also die Streckbewegung des Unterschenkels aufgehoben. Wenn der Verletzte auf einem Stuhl sitzt, ist er beispielsweise nicht imstande, den Unterschenkel anzuheben.

An der Rückseite des Oberschenkels liegt der bekannte *Ischiasnerv*. Er entsendet am Oberschenkel einzelne Äste zu den dort gelegenen Beugemuskeln, die aber auch noch unmittelbar aus dem Beingeflecht Nerven erhalten. Bei der Schußverletzung des Ischiasnerven sind deshalb die Muskeln an der Rückseite des Oberschenkels in der Regel nur geschwächt, aber nicht gelähmt.

Etwas oberhalb der Kniekehle teilt sich der Ischiasnerv in den *Tibialisnerven* und den *Fibularisnerven* (ältere Bezeichnung: *Peronaeus*).

Der *Tibialisnerv* verläuft mitten durch die Kniekehle und endet an allen Wadenmuskeln. Bei Durchtrennung dieses Nerven ist also die Wadenmuskulatur gelähmt, der Fuß kann nicht gesenkt werden, Zehenstand ist unmöglich.

Die Muskeln und Nerven am Gesicht, Hals und Rumpf. 15

Vom *Fibularis* sind dagegen alle Muskeln abhängig, die den Fuß und die Zehen heben. Die Fibularislähmung (= Peronaeuslähmung) erkennt man sehr leicht beim Gang am Hängen der Fußspitze (Hahnentritt). Fuß und Zehen können nicht gehoben werden(s.Abb.12). Ist der gesamte Ischiasnerv durchtrennt, sind also Tibialis und Fibularis gelähmt, dann können Fuß und Zehen überhaupt nicht bewegt werden.

8. Die Muskeln und Nerven am Kopf und Rumpf.

Unter der Haut des Gesichtes liegen zahlreiche Muskeln, durch deren Tätigkeit das Mienenspiel zustande kommt, die u. a. das Schließen der Augen und die Bewegungen des Mundes ermöglichen. *Ein* Nerv, der *Facialis*, ist für diese Muskeln zuständig. Er kommt aus der Grundfläche des Schädels heraus und teilt

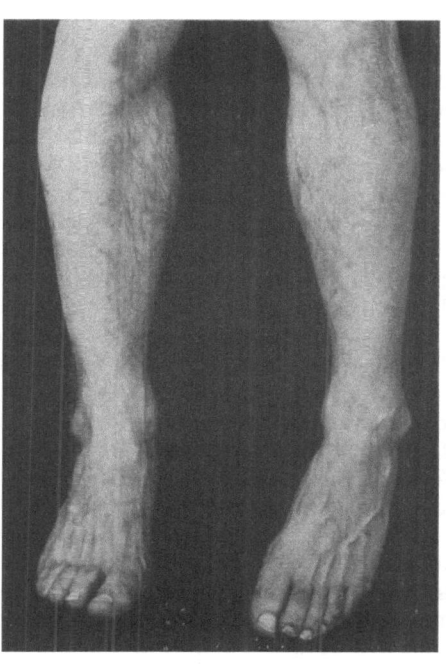

Abb. 12. Fibularislähmung (Peronaeuslähmung) links. Der linke Fuß kann nicht angehoben werden. Die vom linken Fibularisnerven versorgte Muskulatur ist etwas zurückgegangen. (Nach SCHELLER: Handb. der inneren Medizin, 3. Aufl., Bd. V/2.)

sich vor dem Ohrläppchen, innerhalb der Ohrspeicheldrüse, in seine Äste (s. Abb. 19, 8). Bei schweren Erkrankungen des Mittelohres, bei Brüchen der Schädelgrundfläche, aber auch bei Verletzungen in der Gegend des Ohrläppchens kann der Facialisnerv geschädigt oder durchtrennt werden. Es kann aber auch über Nacht ohne äußeren Anlaß eine „Facialislähmung" auf rheumatischer Grundlage entstehen. Die Facialislähmung ist leicht zu erkennen: die Stirn wird auf der Seite der Lähmung nicht mehr gerunzelt, das Auge ist nicht zu schließen und beim Pfeifen, Lachen, Zähnezeigen wird der Mund schief, weil sich die gelähmte Gesichtsseite nicht mitbewegt. Der Facialisnerv enthält nur „Befehlsfasern".

Hinweise für die Feststellung der gelähmten Muskeln.

Die Empfindungsnerven der Gesichtshaut gelangen auf dem Wege des Drillingsnerven (*Trigeminus*) zum Gehirn. Einzelne Äste des Drillingsnerven können heftig schmerzen (Trigeminusneuralgie). Auch an den Zähnen enden die Fasern des Drillingsnerven.

Am Hals und im Bereich des Nackens gibt es eine Reihe von Muskeln, die den Kopf nach verschiedenen Richtungen bewegen. Wird der Kopf nach einer Seite (z. B. nach links) gedreht, dann wird auf der Gegenseite (rechts) sehr deutlich der *Kopfnicker* sichtbar, der sich zwischen dem Warzenfortsatz (hinter dem Ohr) und dem Brustbein ausspannt (s. Abb. 19, 6).

Die *Muskeln des Rumpfes* sind nur selten zu behandeln; sie sollen deshalb nur kurz beschrieben werden: Zwischen den Rippen befinden sich Muskeln, welche die Rippen beim Einatmen heben und beim Ausatmen senken. Das Zwerchfell, die Scheidewand zwischen Brusthöhle und Bauchhöhle, besteht in den seitlichen Abschnitten ebenfalls aus Muskulatur, die sich beim Einatmen zusammenzieht, so daß die Zwerchfellplatte *gesenkt* und dadurch die Brusthöhle *erweitert* wird; umgekehrt wird das Zwerchfell beim Ausatmen nach oben gedrängt. Eine Lähmung des Zwerchfellmuskels, wie sie nach Halsschüssen vorkommt, ist mit dem Leben nicht vereinbar.

Zwischen Rippenbogen und Becken spannen sich große, plattenartige Muskeln aus, die die vordere und seitliche Bauchwand stützen. Das *Aufrichten aus dem Liegen* wird u. a. dadurch ermöglicht, daß sich Muskeln der vorderen Bauchwand anspannen und den Rumpf nach vorn beugen (s. Abb. 20, 6).

Am Rücken liegen längs der ganzen Wirbelsäule, zu beiden Seiten der Dornfortsätze, Muskeln, welche die Wirbelsäule bewegen, die wir bekanntlich in gewissen Grenzen nach vorn (Katzenbuckel), hinten (hohles Kreuz) und seitlich beugen können.

9. Hinweise für die Feststellung der gelähmten Muskeln.

Wenn dem Sanitätsdienstgrad ein Nervenverletzter zur Behandlung überwiesen wird, muß er den Arzt *fragen, welche Muskeln und in welcher Weise (Stromart, Lage der Elektroden) er behandeln soll.* Es ist aber zweckmäßig, wenn er die gelähmten Muskeln bis zu einem gewissen Grade selbst ausfindig machen kann. Der zu Behandelnde wird, sofern eine Verletzung der oberen Gliedmaßen vorliegt, aufgefordert, nacheinander den Oberarm (= Beweglichkeit im Schultergelenk), den Unterarm, die Hand und die Finger in verschiedenen Richtungen zu bewegen. Der Oberarm ist nach vorn, seitlich und nach hinten zu heben sowie einwärts und auswärts zu drehen; den Unterarm läßt man erst beugen, dann strecken, ebenso die Hand und die Finger, die außerdem zu spreizen und aneinander zu legen sind. Ebenso läßt man, wenn eine Verletzung an den unteren Gliedmaßen vorhanden ist, nacheinander die Bewegungen des Oberschenkels, des Unterschenkels, des Fußes sowie der Zehen ausführen. Gelingt eine Bewegung nicht oder nur unvollständig, so schließt man daraus auf die gelähmte Muskelgruppe. Allerdings muß man auch darauf achten, ob nicht etwa eine Gelenkversteifung Ursache von Bewegungsstörungen ist. Um die Beweglichkeit eines Gelenkes zu prüfen, werden die beiden Körperabschnitte, die in ihm zusammentreffen, angefaßt und vorsichtig bewegt. Gelenkversteifungen sind natürlich anders als Muskellähmungen zu behandeln, nämlich nicht elektrisch, sondern mit fremdtätigen Bewegungsübungen. — Auch die *Betrachtung der in ihrem Ernährungszustande häufig zurückgegangenen Muskulatur kann für die Feststellung der gelähmten Muskelgruppen wichtig sein.* Um den Kräftezustand der Muskulatur zu beurteilen, vergleicht man immer gesunde und kranke Körperseite miteinander. Und schließlich ist durch die *Prüfung mit dem elektrischen Strom* oft sehr leicht festzustellen, welche Muskeln gelähmt oder geschwächt sind (s. Abschnitt 13). Die gelähmten Muskeln ziehen sich bei Nervenschußverletzungen nach Reizung mit faradischem Strom in der Regel nicht zusammen.

10. Über einige Grundbegriffe der Elektrizitätslehre.

Wer mit der elektrischen Behandlung betraut wird, sollte wenigstens über einige Grundbegriffe der Elektrizitätslehre richtige Vorstellungen besitzen. Unter *Elektrizität* muß man sich — mag sie auch unsichtbar sein — eine *Substanz* vorstellen, die in den Drähten unserer elektrischen Leitungen enthalten ist und die, wie das Wasser in den Wasserleitungsrohren, stillstehen oder sich bewegen kann. Ebenso wie das Wasser unserer Leitung steht auch die Elektrizität unter Druck oder wie man sagt unter *Spannung*; man mißt sie in *Volt*. Bekanntlich haben die Netze der meisten Städte 220, gelegentlich auch 110 Volt Spannung.

Schließt man an einen elektrischen Steckkontakt irgendein Gerät, etwa eine Lampe oder ein Heizkissen an, dann werden dadurch die beiden „Pole" miteinander verbunden, und es fließt nun ein elektrischer *Strom*, dessen Stärke man in *Ampere* mißt. Der tausendste Teil von einem Ampere heißt *Milliampere*. Einige Milliampere spürt man schon deutlich, und wir behandeln unsere Verletzten mit Strömen bis zu 30 Milliampere. Die Stromstärke, die durch irgendein elektrisches Gerät — oder auch durch den menschlichen Körper bei der elektrischen Behandlung — fließt, ist desto größer, je höher die angelegte Spannung ist. Sie hängt außerdem aber davon ab, einen wie hohen *Widerstand* das betreffende Gerät bzw. der menschliche Körper hat. Je *größer* der Widerstand, desto *geringer* die Stromstärke.

Der elektrische Strom kann von verschiedener Art sein. Manche städtischen Netze haben bekanntlich *Gleichstrom*. Hier fließt Elektrizität immer in einer Richtung, wie das Wasser in einem Fluß dahin (s. Abb. 13a). Und auch der sog. *galvanische Strom* ist nichts anderes als ein schwacher, für den menschlichen Körper zuträglicher Gleichstrom. In zahlreichen Städten sind die Netze aber mit *Wechselstrom* gespeist. Hier bewegt sich die Elektrizität in den Drähten nicht in einer Richtung, sondern sie pendelt sehr schnell, und zwar in der Regel 50 mal in der Sekunde, hin und her. Zeichnet man die Bewegungen der Elektrizität mit Hilfe irgendeines empfindlichen Instrumentes auf einen laufenden Papierstreifen, dann entsteht ein Bild wie in Abb. 13b. Der *faradische Strom* unserer Elektrisierapparate ist *auch* ein *Wechselstrom*, doch pendelt hier die Elektrizität nicht gleichmäßig hin und her, sondern es wechseln steile elektrische Stöße nach der einen Richtung mit etwas schwächeren Stößen nach der entgegengesetzten Richtung miteinander ab (s. Abb. 13c).

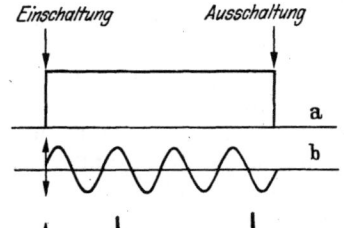

Abb. 13. a) Galvanischer Stromstoß, b) Sinusstrom, c) faradischer Strom. Alle drei Stromarten sind mit einem empfindlichen, den Veränderungen des Stromes genau folgenden Instrument auf einen laufenden Papierstreifen aufgeschrieben worden.

11. Die Elektrisierapparate.

Die Elektrisierapparate werden in den verschiedensten technischen Ausführungen gebaut, bei jedem von ihnen findet man aber bestimmte Bestandteile wieder. Ein vollständiger, brauchbarer Apparat liefert *galvanischen* und *faradischen* Strom.

a) Die Einrichtung für die galvanische Behandlung. Immer ist auf irgendeine Weise die Stärke des *galvanischen Stromes* oder richtiger, die Höhe der an den Körper angelegten Spannung[1] zu

---

[1] Die Stärke des durch den Körper fließenden Stromes hängt wie in Abschnitt 10 schon erwähnt wurde, nicht nur von der angelegten Span-

regeln, etwa mit Hilfe einer Metallstange, die aus dem Apparat herausgezogen wird, oder mit einem drehbaren Knopf. Man verändert dabei einen im Innern des Apparates befindlichen Widerstand. Ein Meßinstrument (*Milliamperemeter*) zeigt die Stärke des elektrischen Stromes an, der durch den Kranken hindurchgeht. Meist haben diese Instrumente zwei oder drei Meßbereiche, die mit einem drehbaren Knopf oder einem Hebel eingestellt werden können. Bei der Behandlung muß man das Meßinstrument möglichst *unempfindlich* einstellen, da es Schaden leidet, wenn der Zeiger an das Ende der Skala anschlägt. Bei einem Instrument mit den Zahlen 5, 50, 500 stellt man also die Zahl 50 oder 500 ein. Jeder Apparat hat weiterhin einen *Stromwender*, mit welchem die beiden Pole vertauscht werden können. Er pflegt die Aufschriften N (= normale Stromrichtung) und W (= Wechsel, Strom gewendet) zu tragen. In der Regel beläßt man den Stromwender in der Stellung N.

b) Die Einrichtung für die faradische Behandlung. Der *faradische Strom* wird auf folgende Weise erzeugt: Im Innern des Apparates befinden sich 2 Spulen (unter Spule versteht man einen in Windungen auf irgendeinen Körper aufgewickelten elektrischen Draht). Durch die erste Spule wird ein zerhackter, also in kurzen Abständen immer wieder unterbrochener Gleichstrom geschickt; in der zweiten Spule entsteht dann bei jeder Unterbrechung und Schließung ein elektrischer Spannungsstoß. Der von der zweiten Spule abgeleitete Strom ist der *faradische*. Die Einrichtung zur Unterbrechung des Stromes in der ersten Spule, der „*Unterbrecher*", ist bei vielen Apparaten sichtbar an der Oberfläche angebracht. Er ist ganz ähnlich wie eine elektrische Hausklingel gebaut: ein Hebel, der Hammer, der von einem kleinen Elektromagneten abwechselnd angezogen und — infolge automatischer Unterbrechung des Stromkreises — wieder losgelassen wird, pendelt etwa 20—50 mal in der Sekunde hin und her. Die Zahl der Unterbrechungen, also die Schnelligkeit, mit welcher der Hammer schwingt, ist bei manchen Apparaten regelbar, etwa durch Verlängerung oder Verkürzung des Hammers oder, wie bei den neuen Siemens-Pantostaten mit Hilfe einer exzentrischen Scheibe, die dem schwingenden Hammer größere oder geringere Bewegungsfreiheit läßt. In der Regel muß der Unterbrecher so ein-

---

nung, sondern auch vom Widerstande ab. Bei ungeänderter Spannung des Elektrisierapparates fließt, wenn man die Elektrode auf eine stark verhornte, trockene Hautstelle (Daumenballen) aufsetzt, die dem elektrischen Strom einen großen Widerstand bietet, ein wesentlich geringerer Strom als dann, wenn man etwa an der Beugeseite des Unterarms galvanisch reizt, wo die Haut verhältnismäßig dünn ist.

gestellt werden, daß der Hammer schnell schwingt, die Stromstöße also schnell aufeinanderfolgen. Immer ist in irgendeiner Weise die *Stärke des faradischen Stromes zu verändern*, etwa mit Hilfe einer Zugstange, durch welche die zweite Spule der ersten mehr oder weniger genähert wird.

Manche Apparate besitzen getrennte *Klemmen* zur Abnahme des galvanischen und des faradischen Stromes. In der Regel werden aber beide Stromarten an *einem* Klemmenpaar abgenommen, das dann die Bezeichnung *GF* trägt. Die Einschaltung des galvanischen oder faradischen Stromes erfolgt durch einen Schalter mit den Buchstaben *G* (= galvanisch), *F* (= faradisch) und *C* (= kombiniert, beide Stromarten gleichzeitig).

Manche ältere Apparate haben außerdem noch zwei besondere Schalter zum Anstellen des galvanischen oder faradischen Stromes.

Soviel über die Einrichtungen, die man bei jedem Elektrisierapparat findet. Verschieden ist bei den einzelnen Typen die Art der Stromquelle.

α) Am zahlreichsten sind zur Zeit Apparate im Gebrauch, die einen Motor besitzen, der vom städtischen Netz gespeist wird und mit einem Dynamo gekoppelt ist; letzterer erzeugt den Strom für die elektrische Behandlung (*Pantostat, Multostat*). Der Elektromotor kann sowohl für Gleichstrom- als auch für Wechselstromantrieb gebaut sein[1]. Elektrisierapparate dieser Bauart haben den Vorteil, daß der Stromkreis, an welchen man den Kranken anschließt, vom städtischen Netz völlig unabhängig ist. Hier besteht die Gefahr nicht, daß der Kranke, wenn er versehentlich „geerdet" wird, einen elektrischen Schlag davonträgt. Der Motor dieser Apparate wird immer durch einen *Anlasser* (Zugstange, drehbarer Knopf) eingeschaltet.

β) Man trifft auch *Elektrisierapparate* an, die nicht mit einem Motor ausgerüstet sind. Sofern sie *für den direkten Anschluß an das Gleichstromnetz* gebaut sind, wird durch eine bestimmte Einrichtung die Gleichspannung so weit vermindert, wie für die elektrische Behandlung notwendig, nämlich auf höchstens 60—80 Volt. Diese Apparate haben den Vorteil, daß sie geräuschlos arbeiten. Es haftet ihnen aber der Nachteil an, daß der Kranke Schaden nehmen kann, wenn er zufällig — etwa durch Berührung mit der Wasserleitung — geerdet wird. Da der eine Pol der Gleichstromzentralen meist mit der Erde verbunden ist, liegt in diesem Falle an dem Kranken die volle Spannung von 220 Volt, so daß durch ihn ein

---

[1] Bei Neuanschaffung eines Apparates muß man angeben, ob das Ortsnetz Gleichstrom oder Wechselstrom führt, damit man einen Apparat mit entsprechendem Motor erhält.

Die Elektrisierapparate. 21

starker Strom hindurchfließt, der ihn unter Umständen das Leben kostet. Man darf mit solchen Apparaten, die nicht „erdschlußfrei" sind, deshalb nur in Räumen mit Linoleum- oder trockenem Holzfußboden behandeln und muß darauf achten, daß der Kranke nicht mit der Gas- oder Wasserleitung in Berührung kommen kann. Strengstens *verboten* ist es, *derartige Apparate in Kellerräumen oder Badezimmern zu benutzen*.

In den *Apparaten zum direkten Anschluß an das Wechselstromnetz* wird durch einen „Gleichrichter" der Wechselstrom in Gleichstrom umgewandelt, wie man ihn ja für die galvanische Behandlung benötigt[1].

γ) Schließlich gibt es auch Apparate, bei denen eine *Batterie* als Stromquelle dient. Sie liefern zumeist nur faradischen Strom und sind deshalb für die Behandlung Nervenverletzter, für die man in erster Linie den galvanischen Strom benötigt, ungeeignet.

Ältere Elektrisierapparate haben gelegentlich an Stelle des faradischen Stromes — oder auch neben demselben — *Sinusstrom* (s. Abb. 13b), einen Wechselstrom, der in denselben Fällen angewandt werden kann, die sich zur faradischen Behandlung eignen. Der entsprechende Schalter trägt manchmal die unklare Bezeichnung „Sinusfaradisation". Im allgemeinen ist man von der Benutzung des Sinusstromes wieder abgekommen, weil er sich gelegentlich als *gefährlich* erwies. Auf keinen Fall darf man mit starkem Sinusstrom behandeln!

c) **Zubehör zum Elektrisierapparat (Elektroden, Leitschnüre).** Der elektrische Strom wird dem Körper durch *Elektroden* zugeführt, Platten verschiedener Größe aus biegsamem Metall (Zink, Zinn oder Aluminium), die mit Stoff überzogen sind.

Auch blanke Metallplatten kann man in bestimmten Fällen (s. Abschnitt 18) als Elektroden benutzen, wenn man eine dicke Schicht von Frottierstoff zwischen Körper und Elektrode legt. Der Stoff soll die Elektrode um etwa 2 cm überragen.

Meist besitzen die Elektroden einen Holzgriff, den *Elektrodenhalter*. Man reizt in der Regel mit einer kleinflächigen Elektrode, die eine Taste zur Unterbrechung des elektrischen Stromes besitzt und deshalb *Unterbrecherelektrode* oder auch *Reizelektrode* genannt wird (s. Abb. 14). Man beachte, daß bei den meisten Unterbrecherelektroden der Strom bei Druck auf die Taste *ausgeschaltet* ist. Man muß also die Elektrode mit *heruntergedrückter Taste* (so daß kein Strom fließt) auf den Körper aufsetzen und dann *kurzdauernd loslassen*, nicht, wie das Unerfahrene tun, kurzdauernd herunterdrücken. Es gibt allerdings auch Unterbrecherelektroden, bei welchen der Strom durch Druck auf die Taste eingeschaltet wird.

---

[1] Hier sind zu nennen der „Ventilpantostat" und der „Variostat".

Die Elektroden werden mit dem Apparat durch *Leitschnüre* verbunden, die biegsam sein sollen und deswegen aus geflochtenem dünnen Draht zu bestehen pflegen; sie sind mit irgendeinem iso-

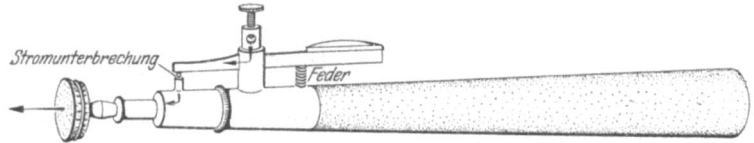

Abb. 14. Unterbrecherelektrode. Der Weg, den der elektrische Strom nimmt, ist durch Pfeile gekennzeichnet.

lierenden Material (Seide, Stoff, Gummi) umgeben. Der Anschluß an den Apparat und an die Elektroden erfolgt mit Hilfe von Kabelstiften oder Kabelschuhen.

12. Die Pflege des Apparates.

Die Apparate für die elektrische Behandlung sind vor Verstauben zu schützen. Man bedeckt sie deshalb, wenn sie nicht benutzt werden, mit einem Tuch. Höchst wichtig ist es, beim Pantostaten und Multostaten den *Motor* zu pflegen und rechtzeitig zu ölen bzw. zu schmieren. Mangelhafte Schmierung der Lager hört man an einem quietschenden Geräusch. An beiden Enden der Motorachse sind Buchsen angebracht, die entweder mit Staufferfett oder mit Öl gefüllt werden müssen. Aus den Gebrauchsanweisungen geht hervor, in welcher Art und Weise der Motor zu pflegen ist. Wer den Fehler macht, in Buchsen, die für Staufferfett eingerichtet sind, Öl einzutun, wird erleben, daß der Motor „verölt" und dann nicht mehr läuft.

Verhältnismäßig häufig ist der *Unterbrecher* bei den älteren Apparaten nicht in Ordnung. Wenn man ein wenig geschickt ist, kann man ihn in der Regel wieder in Gang bringen.

Es kommt vor, daß sich der Hammer an der Schutzhaube festgeklemmt hat, die dann so aufgesetzt werden muß, daß er sich wieder frei bewegen kann; oder der Unterbrecher geht nicht, weil die Schraube oberhalb der Blattfeder des Hammers nicht richtig eingestellt ist. Sie kann zu festgedreht sein, so daß der Hammer keine Bewegungsfreiheit hat, oder sie ist zu weit herausgedreht, so daß der Hammer sich zu weit vom Eisenkern des Elektromagneten entfernt und nicht mehr angezogen wird. Bei manchen Apparaten findet sich am Unterbrecher eine zweite Schraube, mit welcher die Kraft jener Feder geregelt wird, die den Hammer nach oben drückt und die ebenfalls richtig eingestellt sein muß.

Die *Leitschnüre*, die Apparat und Elektroden miteinander verbinden, sind häufig alt und schadhaft. Es kann für den Kranken sehr unangenehm sein, wenn die Schnur einen „Wackelkontakt" hat und der Elektrisierer — in der Meinung, daß der Strom zu schwach sei — die Spannung am Apparat immer mehr erhöht, bis dann plötzlich bei zufälliger Wiederherstellung des Kontaktes ein viel zu starker Strom einschießt. Häufig sind die Schnüre auch schlecht isoliert. Schadhafte Schnüre müssen sofort verworfen oder ausgebessert werden. Wackelkontakte sitzen oft am Übergang der Schnur in den Kabelstift, die hier am häufigsten abgeknickt wird. Sehr zweckmäßig ist es, zwei Schnüre *mit verschiedenen Farben* an die beiden Pole des Apparates anzuschließen.

An der *Unterbrecherelektrode* ist der Kontakt stets sauber zu halten! Wenn die metallenen Kontaktflächen schwarz geworden oder mit Grünspan überzogen sind, geht kein Strom mehr hindurch. Es kann auch sein, daß die Unterbrecherelektrode den Strom nicht durchläßt, weil die *Kraft der Feder unter der Taste nachgelassen hat* oder weil das Gelenk, in welchem die Taste ruht, unsauber geworden ist. Am einfachsten beseitigt man den zuletzt genannten Fehler dadurch, daß man dieses Gelenk mit einem Draht überbrückt.

Schließlich ist darauf zu achten, daß der *Stoffbesatz der Elektroden* keinen Schaden aufweist. Wenn die Haut mit dem blanken Metall in Berührung kommt, können Verätzungen entstehen. Ein neuer Besatz aus Leinen ist leicht anzubringen. Allwöchentlich sind die *Elektroden* mit reinem Leitungswasser von den zersetzenden Stoffen, die sich in ihnen beim Elektrisieren bilden, zu *säubern*.

Wenn man elektrisiert und es fließt kein Strom (was man daran erkennt, daß das Milliamperemeter keinen Ausschlag gibt), dann suche man den Fehler zuerst an der Unterbrecherelektrode und in den Leitschnüren. Erst dann, wenn diese Teile sicher in Ordnung sind, muß an einen Fehler im Apparat gedacht werden, den dann nur der Fachmann beseitigen kann.

13. Über die Reizung der Nerven und Muskeln mit dem elektrischen Strom unter normalen und krankhaften Verhältnissen.

An Gliedmaßen mit unbeschädigten Nerven kann man die Muskeln dadurch zur Tätigkeit bringen, daß man auf die zugehörigen *Nerven* einen elektrischen Strom einwirken läßt (= elektrisch „reizt"). Eine großflächige Elektrode wird mitten auf die Brust oder auf den Rücken, eine kleinflächige Unterbrecherelektrode dagegen auf den Nerven an einer Stelle aufgesetzt, wo er dicht unter der Haut, also nicht unter Muskeln versteckt liegt. Unter der kleinflächigen Elektrode ist der Strom viel „dichter", gleichsam konzentrierter und deshalb wirksamer (s. Abb. 15). Wird

24 Reizung der Nerven und Muskeln mit dem elektrischen Strom.

nach Aufsetzen der Unterbrecherelektrode in Nähe eines Nerven der *faradische* Strom eingeschaltet, der ja aus schnell aufeinanderfolgenden Stromstößen besteht, dann zieht sich der Muskel *so lange zusammen, wie der Strom fließt*. Schickt man dagegen einen galvanischen Strom in den Nerven hinein, dann ziehen sich die Muskeln *nur einmal*, im Augenblick des Einschaltens rasch zusammen, bleiben dann aber in Ruhe, auch wenn der Strom noch weiter eingeschaltet bleibt.

Dieselben Erscheinungen sind zu beobachten, wenn die Unterbrecherelektrode *auf die Muskeln selbst* aufgesetzt wird: bei Einschaltung des faradischen Stromes sind sie so lange zusammengezogen, wie Strom fließt, beim galvanischen Strom „zucken" sie nur im Augenblick des Einschaltens.

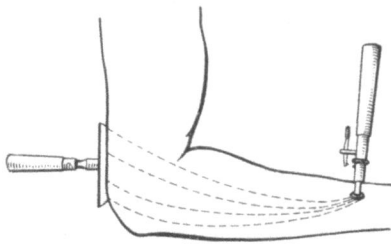

Abb. 15 soll den Begriff der „Stromdichte" anschaulich machen. Die gleiche Elektrizitätsmenge — sinnbildlich durch 4 gestrichelte Linien dargestellt — fließt von der großflächigen Elektrode zur Unterbrecherelektrode; unter der letzteren ist diese Elektrizitätsmenge auf einer kleinen Fläche zusammengedrängt und deshalb wirksamer.

Ist dagegen ein Nerv durchtrennt und liegt der Zeitpunkt der Verletzung nicht weniger als 2—3 Wochen zurück, dann verhalten sich Nerven und Muskeln bei der elektrischen Reizung *völlig anders!* Es ist dann nicht mehr möglich, durch Reizung des *Nerven* mit faradischem oder galvanischem Strom die Muskeln zu bewegen, denn das abgestorbene Nervenstück zwischen Verletzungsstelle und Muskel leitet ja nicht mehr. *Auch dann, wenn man den faradischen Strom in die Muskeln direkt hineinschickt, bleiben sie völlig ruhig* (denn der einzelne faradische Stromstoß dauert zu kurz, als daß er für den gelähmten Muskel wirksam sein könnte). *Bei Nervenschußverletzungen gelähmte Muskeln mit dem faradischen Strom zu behandeln ist deshalb in den meisten Fällen völlig zwecklos.*

Wohl aber kann man den gelähmten Muskel mit dem *galvanischen Strom* zur Tätigkeit bringen. Bei der Einschaltung des galvanischen Stromes zieht er sich allerdings nicht so rasch, „blitzartig" zusammen wie der gesunde Muskel, sondern träge, „wurmförmig". Außerdem besteht noch folgender wichtige Unterschied: den gesunden Muskel reizt man mit dem elektrischen Strom am besten an jenen Stellen, an welchen kleine Nervenäste in ihn eintreten, an den sog. *Reizpunkten*, wie sie in Abb. 19—25 eingezeichnet sind. Beim gelähmten Muskel sind diese Nerven-

Allgemeines über die Durchführung der elektrischen Behandlung. 25

endigungen abgestorben, er zieht sich in der Regel auf galvanische Reize dann am besten zusammen, wenn ihn die Elektrizität *der Länge nach durchströmt*, d. h. wenn man die Unterbrecherelektrode nicht mitten auf den Muskel selbst, sondern auf sein unteres Ende aufsetzt. Noch eine letzte Besonderheit des gelähmten Muskels sei erwähnt: er zieht sich manchmal im Gegensatz zum gesunden Muskel nicht dann am kräftigsten zusammen, wenn die Unterbrecherelektrode an den negativen Pol angeschlossen ist, sondern wenn man den Strom „wendet", also mit dem positiven Pol reizt. Sind alle diese Veränderungen bei der Reizung mit dem elektrischen Strom vorhanden — sie festzustellen, ist Sache des Arztes — so redet man von der kompletten „*Entartungsreaktion*".

Der Inhalt dieses Abschnittes läßt sich kurz in einer Tabelle zusammenfassen. Bei unbeschädigten Nerven kann man auf vier verschiedenen Wegen den Muskel durch den elektrischen Strom zur Tätigkeit bringen:

durch faradische Reizung a) des Nerven, b) des Muskels;
durch galvanische Reizung a) des Nerven, b) des Muskels.

Ist der zugehörige Nerv durchtrennt, dann hat nur die *galvanische Reizung des Muskels* selbst Erfolg.

14. Allgemeines über die Durchführung der elektrischen Behandlung.

Der *Behandlungsraum* soll gut durchwärmt sein. Ohnehin sind die gelähmten Gliedabschnitte häufig nur schlecht durchblutet und deshalb kalt. Bei Abkühlung läßt sich sogar bei Gesunden die Muskulatur schlechter elektrisch erregen. Der Raum muß ferner eine gute Beleuchtung haben, denn oft besteht der Erfolg der Behandlung in nur geringfügigen Muskelzuckungen, die nicht ganz einfach zu beobachten sind.

Der gelähmte Körperteil soll so gelagert werden, daß er vom Sanitätsdienstgrad nicht gehalten zu werden braucht. Denn der Behandelnde muß die *rechte* Hand für die Unterbrecherelektrode und die *linke* für die Bedienung des Apparates frei behalten.

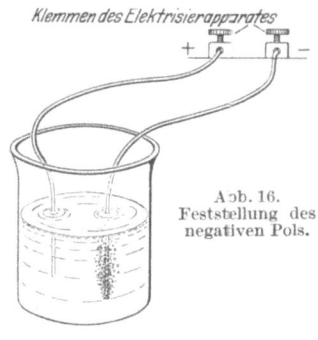

Abb. 16.
Feststellung des negativen Pols.

Bei der Behandlung der Arme setzen sich Sanitätsdienstgrad und Verletzter gegenüber, und zwar so, daß das Licht auf den Verletzten fällt. Den Apparat stellt sich der Sanitätsdienstgrad an seine *linke* Seite. Sehr zweckmäßig ist es, wenn der Verletzte seinen Arm auf einen kleinen Tisch auflegt. Ist ein solcher nicht zur Stelle, so lege er seinen Unterarm auf den eigenen Oberschenkel. Damit das möglich ist, muß er auf einem *niedrigen* Stuhl sitzen. Bei der Behandlung der Beine wird der Verletzte auf ein Ruhebett oder dergleichen gelagert.

Das Einschalten des Motors am Elektrisierapparat hat langsam zu geschehen, da sonst Kurzschluß entsteht. Vor Beginn der Behandlung muß der Apparat richtig „gepolt" werden: man schließt an die beiden Klemmen zunächst nur die Leitschnüre — ohne Elektroden — an und taucht ihre beiden Enden in Leitungswasser; wird nun ein kräftiger galvanischer Strom eingeschaltet, dann bilden sich an dem einen Draht Blasen (weil durch die Zersetzung des Wassers Wasserstoff, ein Gas, entsteht). Dieser Pol ist der negative, an ihn schließt man die Unterbrecherelektrode an (s. Abb. 16).

Beide Elektroden feuchte man gut mit Salzwasser an. Auch der zu behandelnde Körperabschnitt wird zweckmäßigerweise vor der Behandlung mit Salzwasser benetzt, oder noch besser *10 Minuten lang in warmem Wasser gebadet; das Elektrisieren ist dann viel weniger schmerzhaft.* Zum Schutze der Kleidung des Kranken hält man immer ein Handtuch bereit. Die größere Elektrode kann in den meisten Fällen der Kranke selbst halten. Wo er dazu nicht imstande ist, muß man sie anbinden oder von einer Hilfsperson, etwa einem anderen Kranken, halten lassen.

Es ist darauf zu achten, daß der Kranke den zu behandelnden Körperteil gut *entspannt*, da nur so der Erfolg der elektrischen Reizung beobachtet werden kann. Wie man sonst die Behandlung im einzelnen durchführt, ergibt sich aus den folgenden Abschnitten.

15. Die Behandlung mit dem galvanischen Strom.

a) Die Behandlung der Muskeln mit galvanischer Längsdurchströmung.

Muskeln, die mit ihrem Nerven nicht mehr in Verbindung stehen, sind nur mit dem galvanischen Strom zur Tätigkeit zu bringen, und zwar am besten dann, wenn sie der Länge nach vom Strom durchflossen werden. Für die Anordnung der Elektroden gilt folgende Grundregel: die obere Elektrode (ohne Unterbrecher) wird auf das obere, rumpfnahe Ende des Muskels gesetzt, die Unterbrecherelektrode dagegen auf sein unteres Ende, etwa dorthin, wo der Muskel in die Sehne übergeht. Beispielsweise kommt zur Behandlung der Beugemuskeln des Oberarmes die obere

Die Behandlung mit dem galvanischen Strom. 27

Tabelle 1. Lage der Elektroden bei galvanischer Längsdurchströmung gelähmter Muskelgruppen (s. Abb. 17 u. 18).

Muskel oder Muskelgruppe	Obere Elektrode	Untere Elektrode
1. Deltamuskel	auf die Schulterhöhe	Ansatzlinie des Deltamuskels am Oberarmknochen
2. Muskeln an der Beugeseite des Oberarms	vorn auf den Deltamuskel	beiderseits neben die Sehne des Biceps, also dicht oberhalb der Ellenbeuge
3. Muskeln an der Streckseite des Oberarmes	auf den hinteren Abschnitt des Deltamuskels	etwas oberhalb des Ellenbogens
4. Muskeln an der Beugeseite des Unterarmes	Innenseite der Ellenbeuge	an verschied. Stellen oberhalb d. Beugeseite d. Handgelenkes von der Speiche (a) bis zur Elle (b) hin
5. Muskeln an der Streckseite des Unterarmes	an die *Außenseite* des Ellenbogengelenkes	oberhalb der Streckseite des Handgelenkes, an versch. Stellen v. d. Speiche (a) bis zur Elle (e) hin
6. Muskeln zwischen den Mittelhandknochen	oberhalb der Beuge- oder Streckseite des Handgelenkes od. d. Hohlhand	Räume zwischen den Mittelhandknochen.
7. Daumenballenmuskeln	dicht oberhalb der Beugeseite des Handgelenkes	an verschiedenen Stellen des Daumenballens
8. Kleinfingerballen	desgl.	Kleinfingerballen
9. Gesäßmuskeln	Kreuzbein	Gegend des großen Rollhügels oder des Sitzbeins
10. Muskeln an der Beugeseite des Oberschenkels	Gegend der Gesäßfalte	oberhalb der Kniekehle, Innenseite (a) und Außenseite (b)
11. Muskeln an der Streckseite des Oberschenkels	Leistenbeuge	oberhalb der Kniescheibe
12. Wadenmuskeln	Kniekehle	1. Übergang d. Wadenmuskulatur i. d. Achillessehne 2. Elektrode etwas oberhalb der Ferse innen u. außen neben der Achillessehne eindrücken
13. Muskeln an der Streckseite d. Unterschenkels	Gegend des Wadenbeinköpfchens	etwas oberhalb der Streckseite des Fußgelenkes an verschiedenen Stellen
14. Kleine Musk. d. Fußsohle	Ferse	Fußsohle
15. Kleine Muskeln des Fußrückens	Streckseite des Fußgelenkes	Äußerer Teil des Fußrückens

28   Die Behandlung mit dem galvanischen Strom.

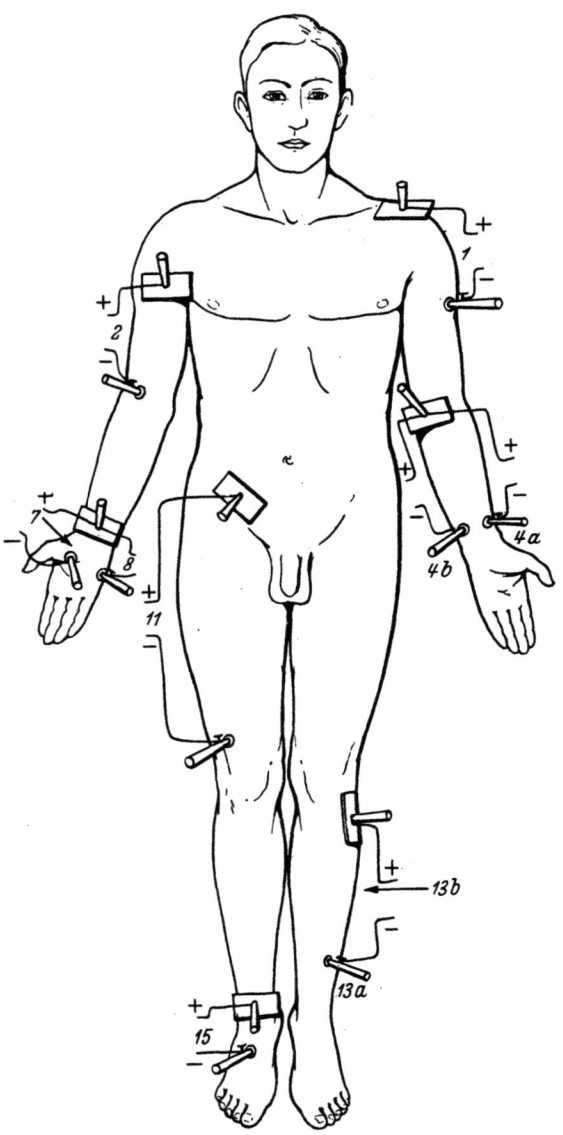

Abb. 17. Erklärungen in Tabelle 1.

Die Behandlung mit dem galvanischen Strom.

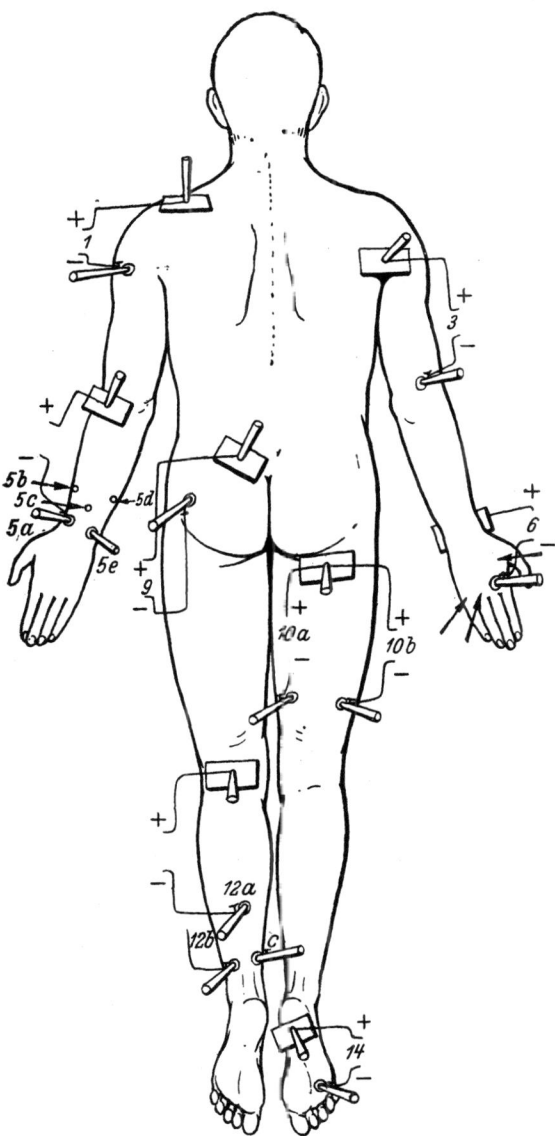

Abb. 18. Erklärungen in Tabelle 1.

Elektrode vorn auf den Deltamuskel, die untere Elektrode dagegen dicht oberhalb der Ellenbeuge rechts oder links neben die Sehne des Biceps. Tab. 1 und Abb. 17—18 geben darüber Auskunft, an welchen Stellen im allgemeinen die Elektroden bei der Behandlung der verschiedenen Muskelgruppen aufzusetzen sind. Ausdrücklich sei bemerkt, daß es sich hier nicht um starre Vorschriften, sondern nur um allgemeine Richtlinien handelt. In manchen Fällen kann auch eine andere Lage der Elektroden günstiger sein, wie wir weiter unten noch zeigen werden.

Die galvanische Behandlung geht nun folgendermaßen vor sich: Am Apparat wird ein schwacher galvanischer Strom eingestellt und die Unterbrecherelektrode mit geöffnetem Kontakt — also bei den meisten Elektroden mit heruntergedrückter Taste — auf das untere Ende des Muskels aufgesetzt. Nun läßt man für $1/2$ Sekunde die Taste los, so daß der elektrische Strom fließen kann. Bleibt der Muskel dabei völlig ruhig, dann wird die Spannung am Apparat etwas erhöht und nochmals der Kontakt der Unterbrecherelektrode für einen Augenblick geschlossen. So fährt man fort, bis eine solche Stromstärke erreicht ist, daß sich die gelähmten Muskeln kräftig zusammenziehen. Dafür, ob man sachgemäß vorgegangen ist, gibt es einen sehr einfachen Maßstab. Wir merken uns:

Die elektrische Behandlung ist dann richtig, wenn jene Bewegungen hervorgerufen werden, die der Verletzte nicht oder nur unvollkommen ausführen kann. Bei der Radialislähmung muß also, weil die Hand hängt, eine Streckbewegung der Hand und der Finger zu sehen sein, bei der Medianuslähmung dagegen eine Beugung des Daumens und Zeigefingers, und bei der Lähmung des Fibularisnerven (Peronaeusnerven) sollen sich Fußspitze und Zehen aufwärts bewegen.

Der Strom darf beim einzelnen galvanischen Reiz nicht zu lange, sondern nur etwa $1/2$—1 Sekunde fließen. Die Reize sollen nicht zu schnell aufeinanderfolgen, da der Muskel Zeit haben muß, sich zu erholen. Man halte etwa dasselbe Tempo ein, wie beim Training von Klimmzügen. Mit wieviel Stromstößen man bei einer Behandlung eine Muskelgruppe reizen soll, hängt davon ab, wie leicht sie auf den elektrischen Reiz antwortet. Recht zweckmäßig ist es, mit 10 Reizen zu beginnen und bei jeder Behandlung einen Reiz zuzulegen, so daß jeder Muskel schließlich 20—30 mal bei einer Behandlung elektrisch angeregt wird.

Der Verletzte wird in 2 tägigen Abständen elektrisiert, keinesfalls seltener. An den dazwischenliegenden Tagen findet die *Massage* der verletzten Gliedmaßen statt. Aber auch nach jeder elektrischen Behandlung müssen die Gelenke der gelähmten Gliedmaßen, die oft mehr oder weniger versteift sind, vom Sanitätsdienstgrade ausgiebig bewegt werden. Wenn Lähmungen im Rückgang begriffen sind, wird der Verletzte außerdem nach dem Elektrisieren *dazu angehalten, die geschwächten Muskeln so gut er kann selbst anzuspannen.*

Wahl der Elektrodengröße. Bei der galvanischen Längsdurchströmung der Muskeln benutzt man etwa gleich große Elektroden. Es ist aber durchaus statthaft, wenn die obere Elektrode eine etwas größere Fläche hat. Für die Unterbrecherelektrode sollten *Ansatzstücke verschiedener Größe* vorhanden sein. Bei der Behandlung der Muskeln an der Hand braucht man eine Unterbrecherelektrode mit kleiner Fläche (etwa 1 cm Durchmesser), ebenso für die Reizung *einzelner* Muskeln des Armes oder Beines. In den Fällen, in denen sehr starke Ströme notwendig sind, um die gelähmten Muskeln zur Tätigkeit zu bringen, ist eine *größere* Unterbrecherelektrode (3—4 cm Durchmesser) vorzuziehen, weil dann die Schmerzen geringer sind.

Bei der galvanischen Behandlung der in Tabelle 1 angeführten Muskelgruppen wird der Sanitätsdienstgrad bald lernen, auch *einzelne* Muskeln elektrisch zu reizen. Wir besprechen etwas näher **die Behandlung einiger besonders häufig gelähmter Muskelgruppen mit galvanischer Längsdurchströmung.** Bei der Behandlung der *Muskeln der Beugeseite des Unterarmes* wird die Hand immer so gedreht, daß man in die Hohlhand hineinsehen kann. Die obere Elektrode ist nach Tab. 1 an der Innenseite der Ellenbeuge, die Unterbrecherelektrode dagegen an verschiedenen Punkten oberhalb der Beugeseite des Handgelenkes aufzusetzen. Bei der *Medianuslähmung* können Daumen, Zeigefinger und evtl. auch 3. Finger nur unzureichend gebeugt werden. Um eine Beugung des Daumens zu erzielen, reizt man mit der Unterbrecherelektrode dort, wo die *Speiche* liegt (Abb. 17, 4a). Häufig wird gleichzeitig der Zeigefinger gebeugt, manchmal aber besser, wenn man mit der Elektrode ein wenig mehr nach der Mitte des Unterarmes zu wandert oder sie in die Hohlhand setzt.

Bei der *Ulnarislähmung* ist die Beugung des 4. und 5. Fingers mangelhaft. Hier kommt die Unterbrecherelektrode in die Nähe der *Elle*, und zwar entweder auf den in Abb. 17 mit 4b bezeichneten Punkt oder auch höher hinauf. Um die Beugemuskeln sämtlicher Finger zu üben, ist es manchmal günstig, die obere Elektrode auf die Ellenseite der Unterarmmitte zu setzen. Einige Muskeln, die hier in der Tiefe entspringen, werden auf diese Weise besser vom Strom erfaßt.

Wenn man die vom *Radialis*nerven versorgten *Muskeln an der Streckseite des Unterarmes* behandelt, soll die Hand — Handrücken nach oben — schlaff herunterhängen, damit die elektrisch ausgelösten Bewegungen gut beobachtet werden können. Mit der Unterbrecherelektrode wird an verschiedenen Stellen oberhalb des Handgelenkes gereizt, von der Speiche bis zur Elle hin, bald tiefer, bald höher herauf. Man muß erreichen, daß der Daumen gestreckt (Abb. 18, Reizpunkt 5a) und abgespreizt (Reizpunkt 5b) wird, daß sämtliche Finger im Grundgelenk gestreckt (Reizpunkt 5c), und auch die nahe der Elle gelegenen Muskeln dieser Gruppe geübt werden (Reizpunkt 5d und e). Nicht selten sind allerdings alle diese Bewegungen gleichzeitig von einem Punkte her (bei 5c oder auch etwas tiefer) auszulösen.

Die Stellen, an denen die kleinen Muskeln *der Hand* gereizt werden, ergeben sich mit hinreichender Deutlichkeit aus Abb. 17 und Abb. 18.

Zur Behandlung der vom *Fibularis*nerven (Peronaeus) versorgten Muskeln legt sich der Verletzte auf den Rücken. Die Unterbrecherelektrode ist nach Tab. 1 an verschiedenen Stellen oberhalb des Fußgelenkes aufzusetzen. Man beginnt damit, unmittelbar auswärts von der Kante des Schienbeines zu reizen und erreicht so, daß durch Wirkung eines Muskels der *innere Fußrand* gehoben wird (Abb. 17, Punkt 13a). Wenn diese Bewegung genügend oft elektrisch geübt worden ist, geht man mit der Elektrode ein Stückchen weiter nach außen und erzielt dann eine Aufwärtsbewegung der großen Zehe. Noch ein wenig weiter nach außen ist eine Hebung (= Streckung) der übrigen Zehen hervorzurufen. Weiterhin muß die Unterbrecherelektrode an der *Außenseite des Unterschenkels*, ein wenig *oberhalb des äußeren Knöchels*, aufgesetzt werden, damit sich der *äußere* Fußrand hebt. Anschließend geht man bis zur Mitte der Außenseite des Unterschenkels hinauf (zum Punkte 13b) und reizt hier einen weiteren Muskel, der den äußeren Fußrand hebt. Zuletzt werden die *kurzen Muskeln auf dem Fußrücken*, welche die Zehen strecken, behandelt (Reizpunkt 15).

Auch bei der Behandlung der vom *Tibialis*nerven abhängigen Muskeln ist auf richtige Lagerung Wert zu legen. Der Verletzte nimmt Bauchlage ein; unter die Streckseite des Fußgelenkes wird eine Rolle gelegt. Man reizt zunächst dort, wo die Wadenmuskulatur in die Achillessehne übergeht (s. Abb. 18, Punkt 12a) und erreicht so, daß der Fuß gebeugt wird. Ferner muß die Elektrode ein wenig oberhalb der Ferse *außen* und innen von der *Achillessehne* angedrückt und der Strom geschlossen werden, damit man eine *Beugung der Zehen* erzielt (s. Punkt 12b und c). Schließlich werden die *kurzen Muskeln der Fußsohle*, welche die Zehen beugen, gereizt (s. Punkt 14). Hierbei wird man die obere Elektrode vielfach in der Kniekehle belassen, da an der Ferse der Hautwiderstand sehr groß ist. — Wie man die übrigen Muskelgruppen mit galvanischer Längsdurchströmung behandelt, geht aus Tab. 1 und Abb. 17 und 18 hervor.

Schwierigkeiten bei der galvanischen Behandlung. Leider ist es nicht immer möglich, durch die galvanische Behandlung jene Bewegungen auszulösen, die der Verletzte nicht ausführen kann. Oft muß man zufrieden sein, wenn sich die gelähmten Muskeln schwach zusammenziehen, ohne deutliche Bewegungen im Gefolge zu haben. Mit besonderer Sorgfalt ist in diesen Fällen die günstigste Lage der Elektroden ausfindig zu machen. Es kann sein, daß man kräftigere Muskelzuckungen erzielt, wenn man die Unterbrecherelektrode *etwas höher*, als in Tab. 1 angegeben wurde, also mehr auf den Muskel selbst aufsetzt. Hin und wieder kommt man dagegen besser zum Ziele, wenn man sie noch *tiefer* anbringt. Auch für die obere Elektrode ist manchmal eine andere (höhere oder tiefere) Lage günstiger. Gelegentlich sind die Muskelzuckungen ausgiebiger, wenn der Strom *gewendet* wird, so daß also der positive Pol an der Unterbrecherelektrode liegt.

Bei der galvanischen Reizung gelähmter Muskeln entstehen manchmal Bewegungen, die jenen, die man hervorrufen will, *entgegengesetzt* sind. Es kommt z. B. vor, daß bei der Behandlung der an der Streckseite des Unterarmes gelegenen Muskeln nicht eine langsame Streckbewegung der Hand und der Finger eintritt, sondern eine rasche *Beugung*. In diesen Fällen sind die gelähmten Muskeln derart unempfindlich für den galvanischen Strom, daß gesunde Muskeln der Gegenseite viel stärker durch ihn angeregt werden.

Um zu erreichen, daß sich die *gelähmten* Muskeln zusammenziehen, muß man hier mit *verzögert ansteigenden* galvanischen Strömen reizen, die für gelähmte Muskeln wirksam sind, von den gesunden Muskeln aber nicht beantwortet werden. Dort, wo Einrichtungen zur Erzeugung verzögert ansteigender galvanischer Reize nicht vorhanden sind, versuche man zur Beseitigung des „Durchschlagens" folgendes:

1. Annäherung der Unterbrecherelektrode an die obere Elektrode, so daß sich also beide Elektroden dicht nebeneinander auf dem gelähmten Muskel befinden.
2. Die Benutzung einer oberen Elektrode mit kleiner Fläche.
3. Wendung des Stromes.

Mit einer dieser Maßnahmen kommt man vielfach noch zum Ziele. Aber auch dann, wenn bei der elektrischen Reizung einer

34   Die Behandlung mit dem galvanischen Strom.

gelähmten Muskelgruppe keine Bewegungen zu erkennen sind oder weiter nichts zu sehen ist als die Zuckung gesunder Muskeln, *soll die galvanische Behandlung durchgeführt* werden, so gut es eben geht. Man wird dann oft erleben, daß eines Tages die kranken Muskeln durch den elektrischen Strom doch zur Tätigkeit zu bringen sind.

b) Die galvanische Reizung der Muskeln an den Eintrittsstellen der Nervenäste.

Die im Abschnitt 15a geschilderte Art der galvanischen Behandlung ist nur dann die günstigste, wenn der betreffende Muskel mit seinem Nerven nicht mehr in Verbindung steht. Wenn die auswachsenden Nervenfasern den Muskel aber wieder erreicht

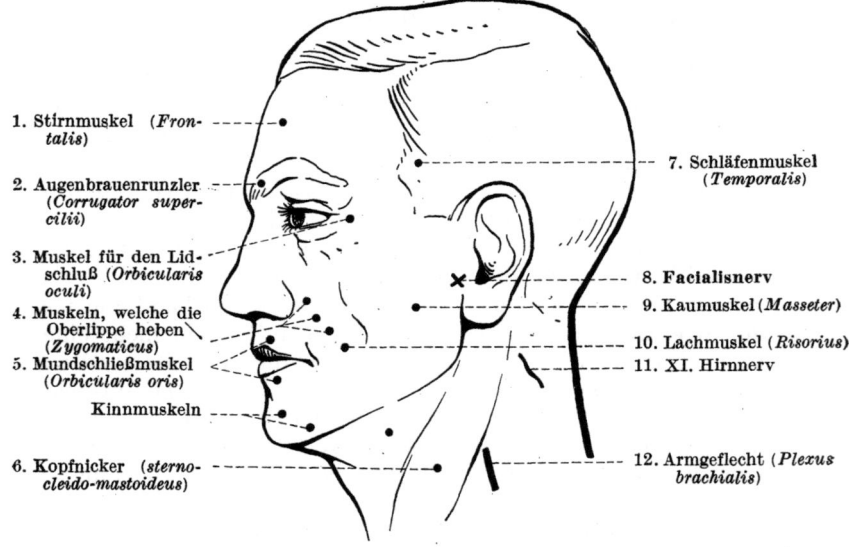

1. Stirnmuskel (*Frontalis*)
2. Augenbrauenrunzler (*Corrugator supercilii*)
3. Muskel für den Lidschluß (*Orbicularis oculi*)
4. Muskeln, welche die Oberlippe heben (*Zygomaticus*)
5. Mundschließmuskel (*Orbicularis oris*)
   Kinnmuskeln
6. Kopfnicker (*sternocleido-mastoideus*)

7. Schläfenmuskel (*Temporalis*)
8. Facialisnerv
9. Kaumuskel (*Masseter*)
10. Lachmuskel (*Risorius*)
11. XI. Hirnnerv
12. Armgeflecht (*Plexus brachialis*)

Abb. 19[1]. Eingezeichnet sind in Abb. 19 die Reizpunkte der Gesichtsmuskeln (Punkt 1—5 und 10), die bekanntlich der Facialisnerv (8) versorgt. Der Schläfenmuskel (Punkt 7) preßt ebenso wie der Kaumuskel (Punkt 9) den Unterkiefer an den Oberkiefer beim Kauen. Beide Muskeln sind nicht dem Facialisnerven, sondern dem 3. Aste des Drillingsnerven unterstellt. Der XI. Hirnnerv (s. Punkt 11) versorgt den Kopfnicker (Punkt 6) und den oberen Abschnitt des Trapezmuskels (s. Abb. 21, Punkt 1).

haben und damit die *Beweglichkeit wiederkehrt*, dann kann folgende Anordnung besser sein: Man setzt eine großflächige Elektrode auf das obere Ende des Muskels oder auf die Brust, die Unterbrecherelektrode dagegen mitten *auf den Muskel selbst*, also nicht mehr auf sein unteres Ende. Bei der Behandlung der Muskeln an der

---

[1] Abb. 19—21 sind von Dr. med. E. Schuchard gezeichnet worden.

Die Behandlung mit dem galvanischen Strom. 35

Beugeseite des Oberarmes muß dann beispielsweise mit der Unterbrecherelektrode nicht mehr in der Gegend der Bicepssehne, sondern auf den Beugemuskeln selbst gereizt werden, und zwar an den in Abb. 22 angegebenen Punkten 5 und 6. Zu jener Zeit also,

Tabelle 2. Nervenreizpunkte.

Facialisnerv	Dicht vor dem Ohrläppchen	s. Abb. 19, Punkt 8
Hals-Armgeflecht .	Oberhalb des Schlüsselbeines, hinter dem Kopfnicker	s. Abb. 19, Punkt 12
Radialisnerv . . .	Mitte der Außenseite des Oberarmes, dicht vor dem seitl. Rand d. 3köpfigen Muskels oder auch etwas unterhalb dieser Stelle	s. Abb. 23, Punkt 18
Medianusnerv . . .	1. In der Mitte der Ellenbeuge, dicht einwärts v. d. Sehne des Bicepsmuskels od. auch ein wenig oberhalb v. dieser Stelle	s. Abb. 22, Punkt 19
	2. Mitte der Beugeseite des Handgelenkes ellenwärts v. d. Sehne des speichenwärtigen Handbeugers	s. Abb. 22, Punkt 22
Ulnarisnerv	1. In der Furche zwischen Musikantenknochen und Ellenbogen	s. Abb. 23, Punkt 6
	2. Dicht oberhalb der Beugeseite des Handgelenkes, nahe der Elle	s. Abb. 22, Punkt 23
Femoralisnerv . . .	In der Mitte der Leistenbeuge oder ein wenig weiter nach innen	s. Abb. 25, Punkt 2
Ischiasnerv	Dicht unterhalb der Gesäßfalte, in der Mitte zwischen Sitzbeinhöcker und großem Rollhügel	s. Abb. 24, Punkt 2
Tibialisnerv	1. In der Mitte der Kniekehle	s. Abb. 24, Punkt 6
	2. Zwischen dem inneren Knöchel und der Achillessehne	s. Abb. 24, Punkt 11
Peronaeusnerv . . . (Fibularisnerv)	An der äußeren Ecke der Kniekehle oder auch etwas tiefer, einwärts vom Wadenbeinköpfchen	s. Abb. 24, Punkt 14

wenn der Verletzte die vorher gelähmten Muskeln wieder bewegen kann, wird man ab und zu den Versuch machen, ob nunmehr die Reizung auf dem Muskel selbst günstiger wirkt. In Abb. 19—25 sind jene Reizpunkte eingezeichnet, die den Eintrittsstellen der Nervenäste in die Muskeln entsprechen[1].

---

[1] Mit den Abb. 19—25, in denen verschiedene, in den Abschnitten 4—8 nicht beschriebene Muskeln angeführt worden sind, mögen sich diejenigen befassen, die mit der galvanischen Längsdurchströmung bereits vertraut geworden sind. Diese Abbildungen sind also für die Fortgeschrittenen zur Weiterbildung und Vertiefung ihrer Kenntnisse von den Muskeln bestimmt.

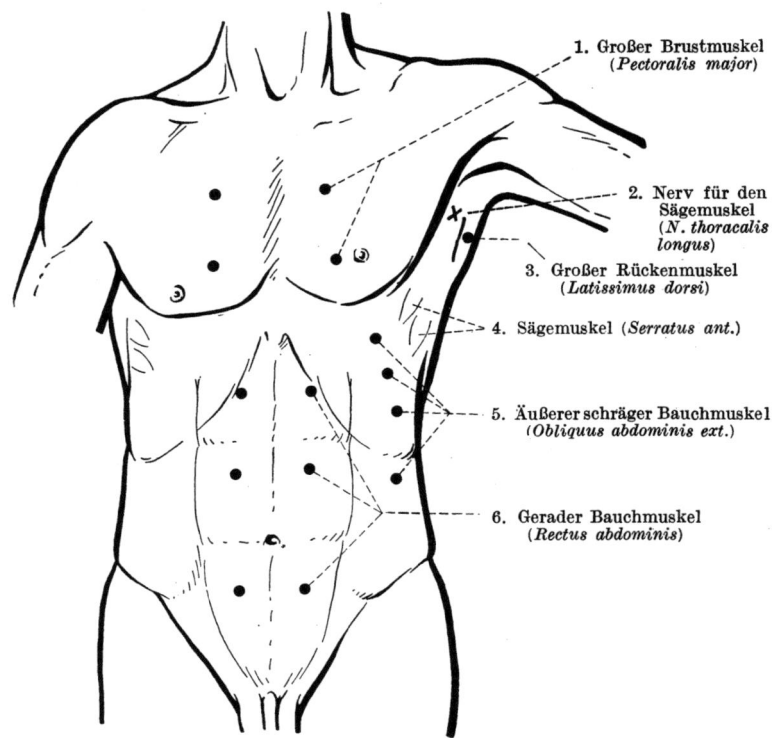

Abb. 20. Die in diese Abbildung eingezeichneten Muskeln sind zum Teil bereits in Abschnitt 4 (großer Brustmuskel, Sägemuskel, großer Rückenmuskel) beschrieben worden. Der gerade Bauchmuskel (Punkt 6) vermag den Rumpf nach vorn zu beugen; beim Aufrichten aus dem Liegen muß dieser Muskel in Tätigkeit treten. Der äußere schräge Bauchmuskel stützt die Bauchwand in den seitlichen Abschnitten und vermag ebenfalls den Rumpf zu beugen und zu drehen.

c) Die galvanische Reizung der Nerven.

Nach Nervenschußverletzungen kann mit zunehmender Wiederherstellung auch die Möglichkeit wiederkehren, den Muskel durch elektrische *Reizung des zugehörigen Nerven* zur Tätigkeit zu bringen. Man setzt die Unterbrecherelektrode an einer Stelle auf, wo der Nerv dicht unter der Haut liegt. Diese Stellen, die sog. „Nervenreizpunkte", sind ebenfalls in Abb. 19—25 angegeben und außerdem in Tab. 2 beschrieben. Manchmal hat die Reizung des Nerven eine *kräftigere* Wirkung als die unter b geschilderte Art der Behandlung, aber meist nur bei Muskeln, die schon wieder bewegt werden können!

Die Behandlung mit dem galvanischen Strom. 37

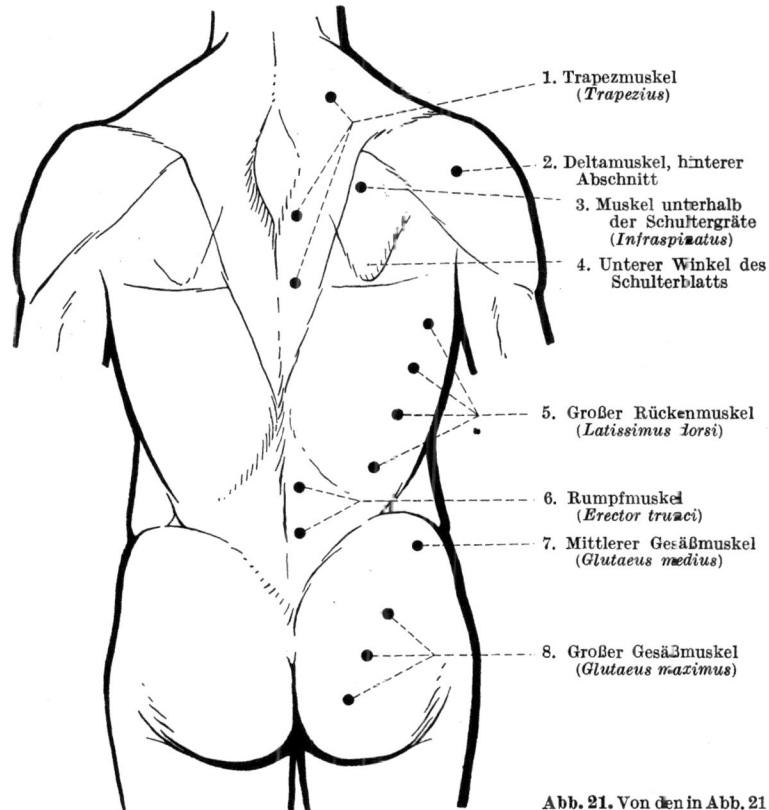

1. Trapezmuskel (*Trapezius*)
2. Deltamuskel, hinterer Abschnitt
3. Muskel unterhalb der Schultergräte (*Infraspinatus*)
4. Unterer Winkel des Schulterblatts
5. Großer Rückenmuskel (*Latissimus dorsi*)
6. Rumpfmuskel (*Erector trunci*)
7. Mittlerer Gesäßmuskel (*Glutaeus medius*)
8. Großer Gesäßmuskel (*Glutaeus maximus*)

Abb. 21. Von den in Abb. 21 gezeichneten Muskeln wurde lediglich der Rumpfmuskel (s. Punkt 6) noch nicht erwähnt, der die Lendenwirbelsäule aufrichtet und ihr Halt gibt. Über den großen und den mittleren Gesäßmuskel s. Abschnitt 6.

(*Erklärung zu Abb. 22 von S. 38.*)

Abb. 22. Großer Brustmuskel (Punkt 17) und Deltamuskel (Punkt 1 und 2) wurden bereits erwähnt. An der Vorderseite (Beugeseite) des Oberarms liegt nicht nur der bekannte Bicepsmuskel mit seinen beiden Köpfen (s. Punkt 5 und 6), sondern außerdem der Rabenschnabelarmmuskel (Punkt 3), der ebenso wie der vordere Abschnitt des Deltamuskels den Oberarm nach vorn hebt und der Armmuskel (Punkt 7), der zusammen mit dem Biceps den Unterarm beugt. Der Armspeichenmuskel (Punkt 8) wird zwar vom Radialisnerven versorgt, er ist aber gleichsam von der Streckseite des Ellenbogengelenks soweit auf die Beugeseite hinübergerutscht, daß er den Unterarm *beugen* hilft. Alle anderen vom Radialis versorgten Muskeln wirken bekanntlich streckend. Die Muskeln, die die Hand und die Finger beugen und die bisher nur in ihrer Gesamtheit als Gruppe betrachtet wurden, kann man an Hand der Abb. 22 einzeln kennenlernen. Die Hand wird gebeugt durch den speichenwärtigen Handbeuger (Punkt 9) und den langen Hohlhandmuskel (Punkt 10), die beide vom Medianusnerven abhängen, sowie durch den ellenwärtigen Handbeuger (Abb. 23, Punkt 8), der dem Ulnarisnerven unterstellt ist. Der Reizpunkt des langen Daumenbeugers (Abb. 22, Punkt 12) gilt sowohl für den gesunden als auch für den gelähmten Muskel (s. auch Abb. 17, Punkt 4a). Die Muskeln, welche die Finger beugen (Abb. 22, Punkt 21) sind an verschiedenen Stellen des Unterarmes zu reizen. Die vom Ulnarisnerven abhängigen Muskeln für die Beugung des 4. und 5. Fingers werden ein Stück unterhalb des Ellenbogens nahe der Elle gereizt (s. Punkt 9 in Abb. 23). Weiter wären 2 Muskeln zu erwähnen, die die Hand einwärts drehen (so daß

(*Fortsetzung S. 38.*)

38   Die Behandlung mit dem galvanischen Strom.

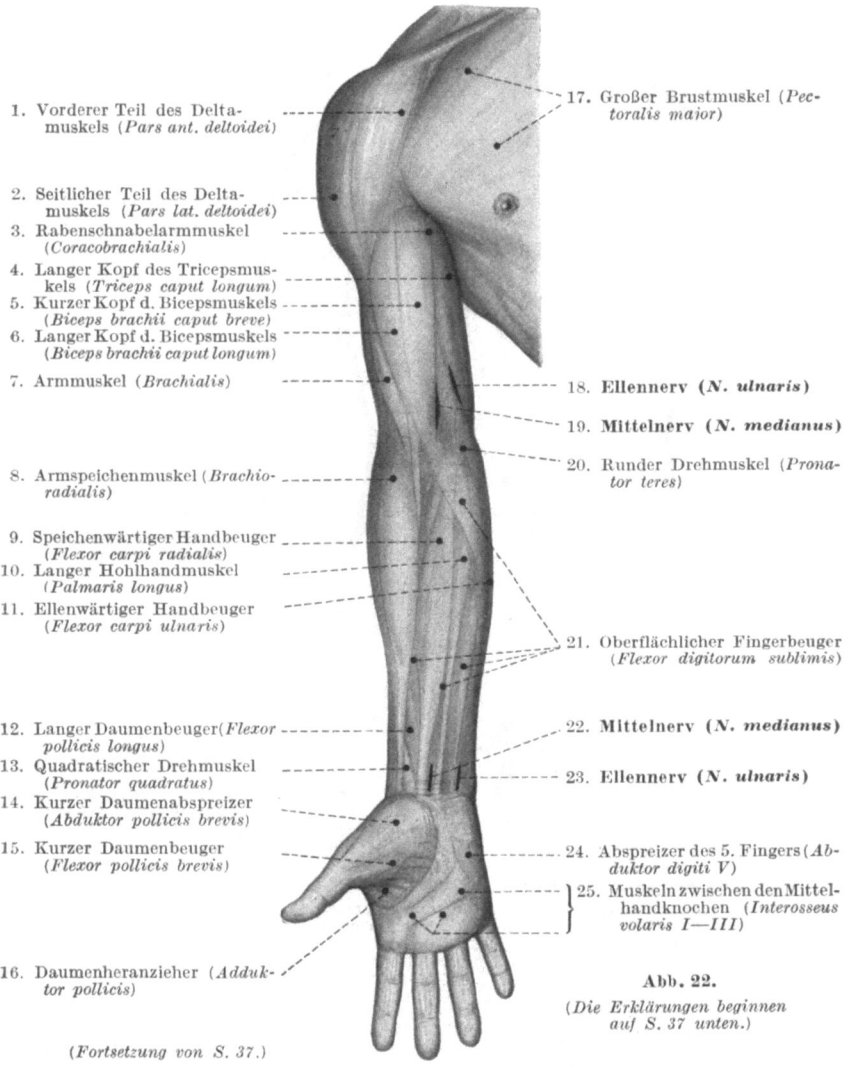

1. Vorderer Teil des Deltamuskels (*Pars ant. deltoidei*)
2. Seitlicher Teil des Deltamuskels (*Pars lat. deltoidei*)
3. Rabenschnabelarmmuskel (*Coracobrachialis*)
4. Langer Kopf des Tricepsmuskels (*Triceps caput longum*)
5. Kurzer Kopf d. Bicepsmuskels (*Biceps brachii caput breve*)
6. Langer Kopf d. Bicepsmuskels (*Biceps brachii caput longum*)
7. Armmuskel (*Brachialis*)
8. Armspeichenmuskel (*Brachioradialis*)
9. Speichenwärtiger Handbeuger (*Flexor carpi radialis*)
10. Langer Hohlhandmuskel (*Palmaris longus*)
11. Ellenwärtiger Handbeuger (*Flexor carpi ulnaris*)
12. Langer Daumenbeuger(*Flexor pollicis longus*)
13. Quadratischer Drehmuskel (*Pronator quadratus*)
14. Kurzer Daumenabspreizer (*Abduktor pollicis brevis*)
15. Kurzer Daumenbeuger (*Flexor pollicis brevis*)
16. Daumenheranzieher (*Adduktor pollicis*)

17. Großer Brustmuskel (*Pectoralis major*)
18. Ellennerv (*N. ulnaris*)
19. Mittelnerv (*N. medianus*)
20. Runder Drehmuskel (*Pronator teres*)
21. Oberflächlicher Fingerbeuger (*Flexor digitorum sublimis*)
22. Mittelnerv (*N. medianus*)
23. Ellennerv (*N. ulnaris*)
24. Abspreizer des 5. Fingers (*Abduktor digiti V*)
25. Muskeln zwischen den Mittelhandknochen (*Interosseus volaris I—III*)

Abb. 22.
(*Die Erklärungen beginnen auf S. 37 unten.*)

(*Fortsetzung von S. 37.*)
die Hohlhand nach unten sieht) und die beide vom Medianusnerven abhängen, nämlich der runde (Punkt 20) und der quadratische Drehmuskel (Punkt 13). Kurzer Daumenabspreizer (Punkt 14) und kurzer Daumenbeuger (Punkt 15) sind zwei vom Medianusnerven abhängige Muskeln des Daumenballens. Der Daumenheranzieher (Punkt 16) ist dagegen dem Ulnarnisnerven unterstellt, der, wie wir schon gesehen haben, außerdem die Kleinfingerballenmuskeln (Punkt 24) und die Zwischenknochenmuskeln (Punkt 25) versorgt. Die Zwischenknochenmuskeln sind nur selten von der Hohlhand her elektrisch zu reizen; in der Regel muß man die Elektrode auf dem Handrücken in die Räume zwischen den Mittelhandknochen aufsetzen (s. Abb. 23, Punkt 12).
(Nach ALTENBURGER: Handbuch der Neurologie, Bd. III.)

Die Behandlung mit dem galvanischen Strom.

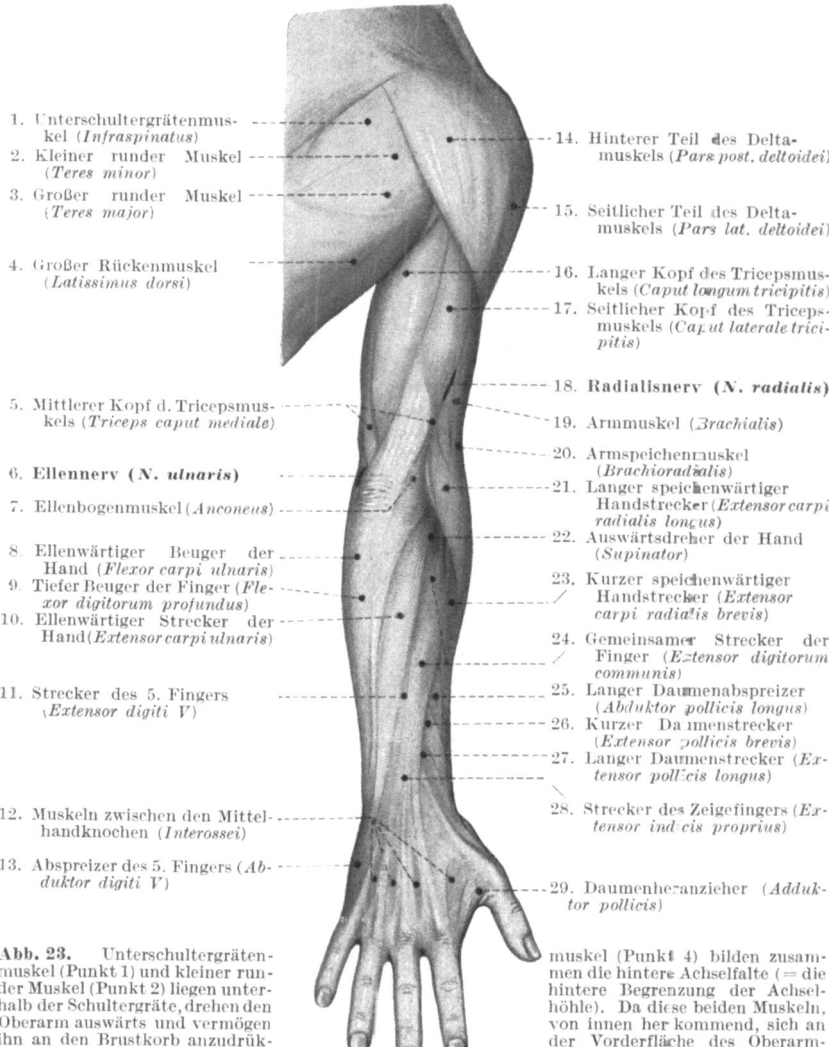

1. Unterschultergrätenmuskel (*Infraspinatus*)
2. Kleiner runder Muskel (*Teres minor*)
3. Großer runder Muskel (*Teres major*)
4. Großer Rückenmuskel (*Latissimus dorsi*)
5. Mittlerer Kopf d. Tricepsmuskels (*Triceps caput mediale*)
6. Ellennerv (*N. ulnaris*)
7. Ellenbogenmuskel (*Anconeus*)
8. Ellenwärtiger Beuger der Hand (*Flexor carpi ulnaris*)
9. Tiefer Beuger der Finger (*Flexor digitorum profundus*)
10. Ellenwärtiger Strecker der Hand (*Extensor carpi ulnaris*)
11. Strecker des 5. Fingers (*Extensor digiti V*)
12. Muskeln zwischen den Mittelhandknochen (*Interossei*)
13. Abspreizer des 5. Fingers (*Abduktor digiti V*)

14. Hinterer Teil des Deltamuskels (*Pars post. deltoidei*)
15. Seitlicher Teil des Deltamuskels (*Pars lat. deltoidei*)
16. Langer Kopf des Tricepsmuskels (*Caput longum tricipitis*)
17. Seitlicher Kopf des Tricepsmuskels (*Caput laterale tricipitis*)
18. Radialisnerv (*N. radialis*)
19. Armmuskel (*Brachialis*)
20. Armspeichenmuskel (*Brachioradialis*)
21. Langer speichenwärtiger Handstrecker (*Extensor carpi radialis longus*)
22. Auswärtsdreher der Hand (*Supinator*)
23. Kurzer speichenwärtiger Handstrecker (*Extensor carpi radialis brevis*)
24. Gemeinsamer Strecker der Finger (*Extensor digitorum communis*)
25. Langer Daumenabspreizer (*Abduktor pollicis longus*)
26. Kurzer Daumenstrecker (*Extensor pollicis brevis*)
27. Langer Daumenstrecker (*Extensor pollicis longus*)
28. Strecker des Zeigefingers (*Extensor indicis proprius*)
29. Daumenheranzieher (*Adduktor pollicis*)

Abb. 23. Unterschultergrätenmuskel (Punkt 1) und kleiner runder Muskel (Punkt 2) liegen unterhalb der Schultergräte, drehen den Oberarm auswärts und vermögen ihn an den Brustkorb anzudrücken. Der große runde Muskel (Punkt 3) und der große Rückenmuskel (Punkt 4) bilden zusammen die hintere Achselfalte (= die hintere Begrenzung der Achselhöhle). Da diese beiden Muskeln, von innen her kommend, sich an der Vorderfläche des Oberarmknochens anheften, drehen sie den Oberarm einwärts. Die 3 Köpfe des Triceps (= Muskulatur an der Streckseite des Oberarms) können an den Punkten 5, 16 und 17 gesondert gereizt werden. Der wenig bedeutungsvolle Ellbogenmuskel (Punkt 7) streckt ebenso wie der Triceps den Unterarm. An der Streckseite des Unterarms sind folgende Muskeln elektrisch zu reizen: der lange und der kurze speichenwärtige Strecker der Hand (s. Punkte 21 und 23) sowie der ellenwärtige Handstrecker (Punkt 10), der gemeinsame Strecker der Finger (Punkt 24), der Strecker des Zeigefingers (Punkt 28) und der Streckmuskel des 5. Fingers (Punkt 11). Der lange Daumenabspreizer (Punkt 25) spreizt den Daumen ab, der durch den kurzen und den langen Daumenstrecker (Punkt 26 und 27) gestreckt wird. Zu erwähnen wäre schließlich ein vom Radialisnerven versorgter Muskel, der die Hand auswärts dreht, also derart, daß die Hohlhand nach oben sieht (Punkt 22). (Nach ALTENBURGER: Handbuch der Neurologie Bd. III.)

40 Die Behandlung mit dem galvanischen Strom.

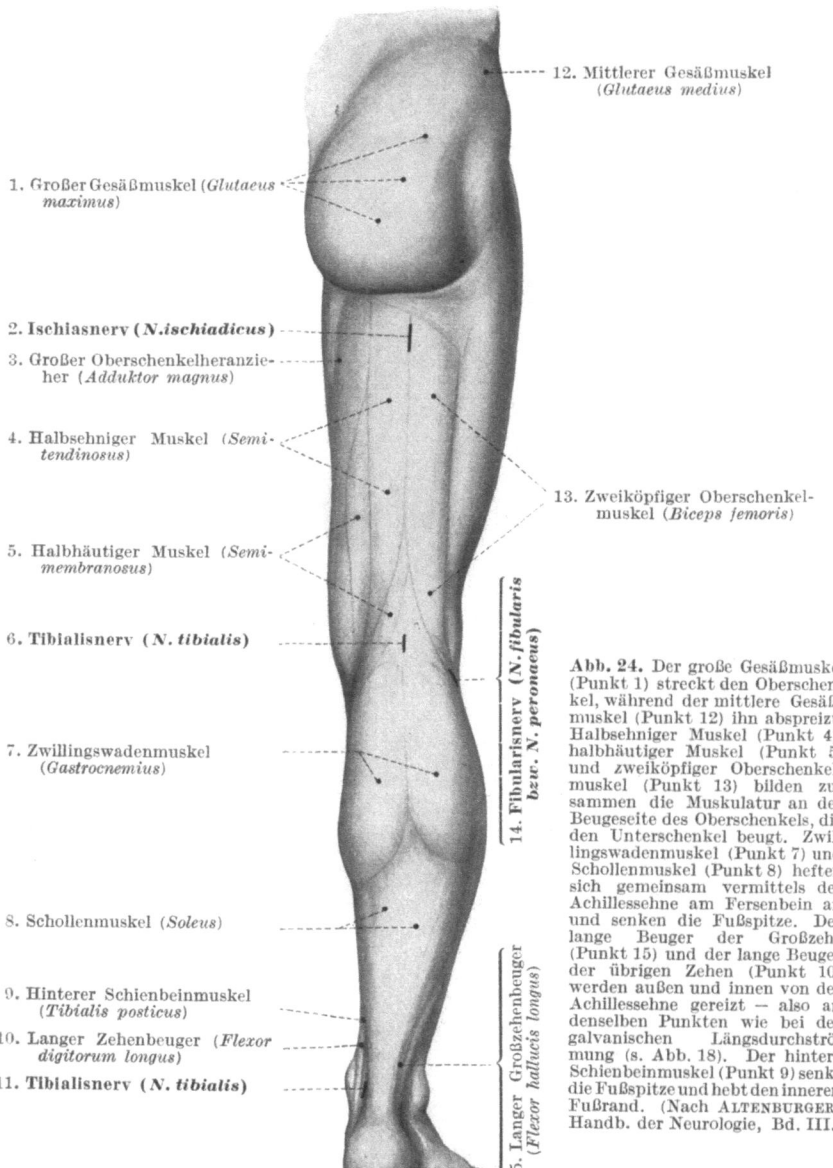

1. Großer Gesäßmuskel (*Glutaeus maximus*)
2. Ischiasnerv (*N. ischiadicus*)
3. Großer Oberschenkelheranzieher (*Adduktor magnus*)
4. Halbsehniger Muskel (*Semitendinosus*)
5. Halbhäutiger Muskel (*Semimembranosus*)
6. Tibialisnerv (*N. tibialis*)
7. Zwillingswadenmuskel (*Gastrocnemius*)
8. Schollenmuskel (*Soleus*)
9. Hinterer Schienbeinmuskel (*Tibialis posticus*)
10. Langer Zehenbeuger (*Flexor digitorum longus*)
11. Tibialisnerv (*N. tibialis*)
12. Mittlerer Gesäßmuskel (*Glutaeus medius*)
13. Zweiköpfiger Oberschenkelmuskel (*Biceps femoris*)
14. Fibularisnerv (*N. fibularis* bzw. *N. peronaeus*)
15. Langer Großzehenbeuger (*Flexor hallucis longus*)

Abb. 24. Der große Gesäßmuskel (Punkt 1) streckt den Oberschenkel, während der mittlere Gesäßmuskel (Punkt 12) ihn abspreizt. Halbsehniger Muskel (Punkt 4), halbhäutiger Muskel (Punkt 5) und zweiköpfiger Oberschenkelmuskel (Punkt 13) bilden zusammen die Muskulatur an der Beugeseite des Oberschenkels, die den Unterschenkel beugt. Zwillingswadenmuskel (Punkt 7) und Schollenmuskel (Punkt 8) heften sich gemeinsam vermittels der Achillessehne am Fersenbein an und senken die Fußspitze. Der lange Beuger der Großzehe (Punkt 15) und der lange Beuger der übrigen Zehen (Punkt 10) werden außen und innen von der Achillessehne gereizt — also an denselben Punkten wie bei der galvanischen Längsdurchströmung (s. Abb. 18). Der hintere Schienbeinmuskel (Punkt 9) senkt die Fußspitze und hebt den inneren Fußrand. (Nach ALTENBURGER: Handb. der Neurologie, Bd. III.)

Die Behandlung mit dem galvanischen Strom. 41

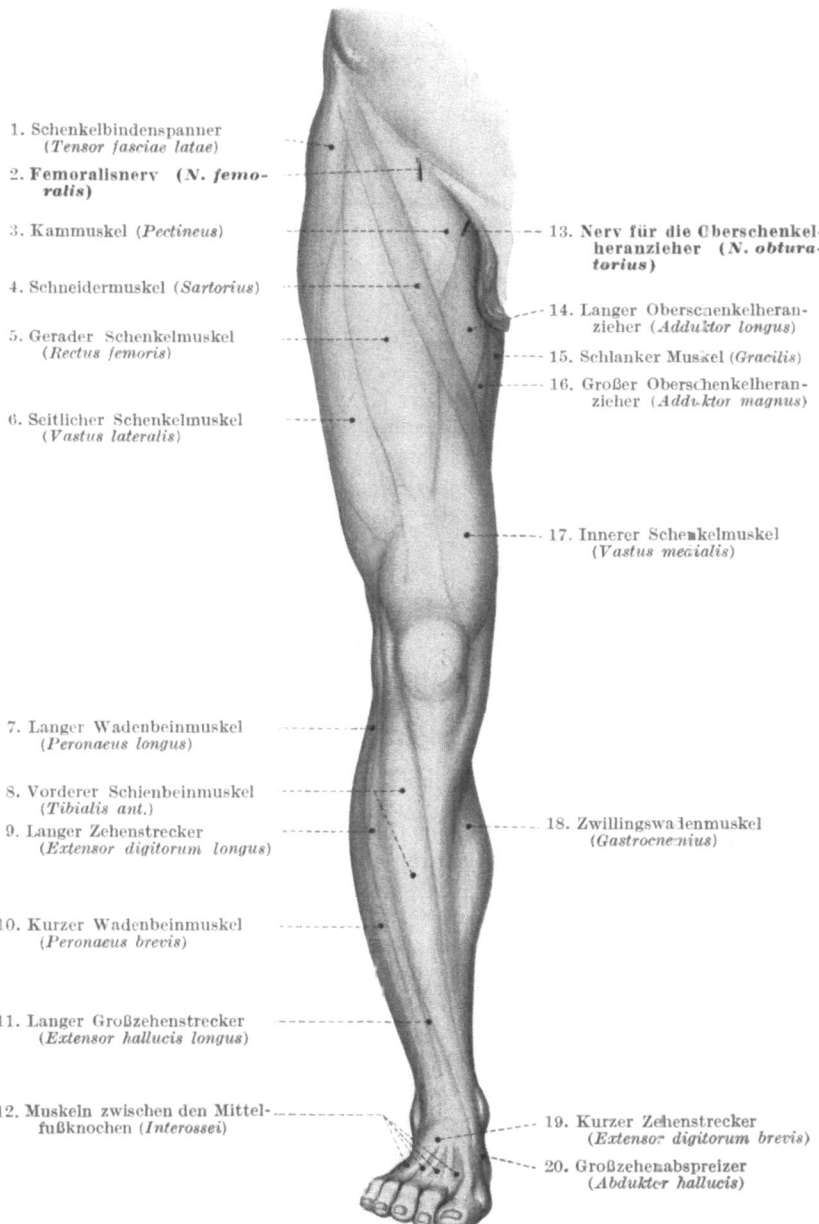

1. Schenkelbindenspanner (*Tensor fasciae latae*)
2. Femoralisnerv (*N. femoralis*)
3. Kammuskel (*Pectineus*)
4. Schneidermuskel (*Sartorius*)
5. Gerader Schenkelmuskel (*Rectus femoris*)
6. Seitlicher Schenkelmuskel (*Vastus lateralis*)
7. Langer Wadenbeinmuskel (*Peronaeus longus*)
8. Vorderer Schienbeinmuskel (*Tibialis ant.*)
9. Langer Zehenstrecker (*Extensor digitorum longus*)
10. Kurzer Wadenbeinmuskel (*Peronaeus brevis*)
11. Langer Großzehenstrecker (*Extensor hallucis longus*)
12. Muskeln zwischen den Mittelfußknochen (*Interossei*)
13. Nerv für die Oberschenkelheranzieher (*N. obturatorius*)
14. Langer Oberschenkelheranzieher (*Adduktor longus*)
15. Schlanker Muskel (*Gracilis*)
16. Großer Oberschenkelheranzieher (*Adduktor magnus*)
17. Innerer Schenkelmuskel (*Vastus medialis*)
18. Zwillingswadenmuskel (*Gastrocnemius*)
19. Kurzer Zehenstrecker (*Extensor digitorum brevis*)
20. Großzehenabspreizer (*Abdukter hallucis*)

Abb. 25. (*Erklärung siehe nächste Seite.*)

16. Die Behandlung mit dem faradischen Strom.

Die faradische Behandlung ist in folgenden Fällen am Platze:

1. Bei Lähmungserscheinungen auf Grund von Schädigungen des *Gehirns* sowie infolge Unterbrechung der Befehlsbahnen im *Rückenmark*. Hier sind die gelähmten Muskeln in der Regel ebensogut wie auf der gesunden Seite mit galvanischem und faradischem Strom zur Tätigkeit zu bringen; sie zeigen keine „Entartungsreaktion" und leiden auch nur wenig in ihrem Ernährungszustande, weil die Nervenstrecke vom Rückenmark bis zum Muskel unbeschädigt ist. Man benutzt hier den *faradischen Strom*, durch dessen Wirkung sich der Muskel länger — für die Dauer des Stromschlusses — zusammenzieht. Die Behandlung muß aber sehr vorsichtig durchgeführt werden, da die Gefahr besteht, daß die in diesen Fällen zumeist vorhandene *krankhafte Spannung der Muskeln* durch das Faradisieren verstärkt wird.

2. Es gibt auch Lähmungserscheinungen ohne jede Verletzung des Gehirns, Rückenmarks oder ihrer Nerven. Wenn ein Körperteil sehr lange im Verband ruhiggestellt war, kann es sein, daß der Verletzte *verlernt hat*, ihn zu bewegen. Man redet dann von einer *Gewohnheitslähmung*. Auch hier ist die Behandlung mit dem *faradischen* Strom angezeigt. Ja, es kommt gelegentlich vor, daß Soldaten anläßlich einer Schußverletzung, die völlig harmlos war und in kurzer Zeit abheilte, oder auch im Anschluß an ein Schreckerlebnis sich eine Lähmung *einbilden*. Meist wird in solchen Fällen allerdings der Arzt die Behandlung selbst übernehmen und gleichzeitig mit dem Faradisieren den Betreffenden seelisch zu beeinflussen suchen.

3. In einzelnen Fällen kann die faradische Behandlung auch bei Nervenschußverletzungen angewandt werden, nämlich dann,

---

(Erklärung zu Abb. 25, S. 41.)
Abb. 25. Mehrere Muskeln an der Innenseite des Oberschenkels, der Kammuskel (Punkt 3), der lange Oberschenkelheranzieher (Punkt 14), der schlanke Muskel (Punkt 15) sowie großer und langer Oberschenkelheranzieher (Punkt 14 u. 16) drücken die Oberschenkel aneinander, wie z. B. beim Reiten. Der Schenkelbindenspanner (Punkt 1) vermag zusammen mit dem mittleren Gesäßmuskel (s. Abb. 24, Punkt 12) den Oberschenkel abzuspreizen. Der Schneidermuskel (Punkt 4) bringt Oberschenkel und Unterschenkel in jene Lage, wie sie für den Schneidersitz kennzeichnend ist. Die dem Femoralisnerven unterstellte Muskulatur an der Streckseite des Oberschenkels, die den Unterschenkel streckt, besteht aus dem geraden Schenkelmuskel (Punkt 5), dem seitlichen Schenkelmuskel (Punkt 6) und dem inneren Schenkelmuskel (Punkt 17). Vom Peronaeusnerven sind folgende Muskeln abhängig: der vordere Schienbeinmuskel, der den inneren Fußrand hebt (Punkt 8), der lange Großzehenstrecker (Punkt 11), der lange Strecker der 2. bis 5. Zehe (Punkt 9), langer und kurzer Wadenbeinmuskel (Punkt 7 u. 10), die beide den äußeren Fußrand heben, sowie am Fuß der kurze Zehenstrecker (Punkt 19). Die Aufgaben der Muskeln ergeben sich, soweit sie nicht aufgeführt worden sind, aus ihrem Namen. Die Muskeln zwischen den Mittelfußknochen (Punkt 12) sowie der Großzehenabspreizer (Punkt 20) werden vom Tibialisnerven versorgt.

(Nach ALTENBURGER: Handbuch der Neurologie, Bd. III.)

wenn der Nerv schon weitgehend wieder gewachsen, der Muskel nur noch geschwächt ist und *sich einwandfrei auf die faradische Reizung hin zusammenzieht*. Niemals darf man aber den Fehler machen, bei Nervenverletzungen Muskeln faradisch zu behandeln, die durch diese Stromart gar nicht bewegt werden.

4. Bei Nervenschußverletzungen kann es wichtig sein, solche nicht gelähmten Muskeln faradisch zu behandeln, die die Aufgabe der gelähmten Muskeln übernehmen können. So ist bei Ulnarislähmungen durch eine energische faradische Behandlung des dem Radialisnerven unterstellten gemeinsamen Fingerstrecker häufig die Entstehung einer Krallenhand zu verhindern. Die gelähmten vom Ulnaris versorgten Muskeln werden selbstverständlich *galvanisch* behandelt.

Beim einzelnen faradischen Reiz läßt man den Strom etwas länger eingeschaltet als beim Galvanisieren, nämlich für die Dauer einiger Sekunden. Für die Anordnung der Elektroden gibt es ebenso wie bei der galvanischen Behandlung drei Möglichkeiten:

a) Die *Längsdurchströmung* ganzer Muskelgruppen mit dem faradischen Strom.

b) Häufiger wird die *faradische Reizung an den Eintrittsstellen der Nervenäste* in den Muskel angewandt: Man setzt eine großflächige Elektrode auf die Brust und die kleinflächige Unterbrecherelektrode auf die in Abb. 19—25 angegebenen Reizpunkte.

c) Sehr zweckmäßig ist auch die *faradische Reizung der* einzelnen *Nerven*, durch welche man gleichzeitig sämtliche, von diesem Nerven abhängige Muskeln üben kann. Über die „Nervenreizpunkte" geben Abb. 19—25 und Tab. 2 Aufschluß.

Ein Beispiel für diese Art der Behandlung: Ein Soldat hat verlernt, seinen Fuß zu bewegen, obgleich keine Nervenverletzung vorliegt. Man setzt die große Elektrode auf die Brust oder den Oberschenkel und reizt mit der Unterbrecherelektrode abwechselnd den *Tibialisnerven* in der Mitte der Kniekehle, wobei der Fuß kräftig gesenkt wird, und den *Fibularisnerven* hinter dem Wadenbeinköpfchen, wodurch man eine kräftige Hebung des Fußes und der Zehen erzielt. Dabei wird der Betreffende immer wieder *aufgefordert, die mit dem elektrischen Strom ausgelösten Bewegungen nachzumachen.*

17. Die galvano-faradische Behandlung.

Die galvano-faradische Behandlung ist dann angebracht, wenn sich Muskeln auf den faradischen Strom bereits wieder *schwach* zusammenziehen. Die gleichzeitige Durchströmung mit dem galvanischen und faradischen Strom hat dann oft den Vorteil, daß der Muskel kräftiger anspricht, als wenn man ihn nur faradisiert. Man erhält den galvano-faradischen Strom, wenn man am Elektrisierapparat den erwähnten Schalter mit den Bezeichnungen *G C F* auf *C* einstellt.

Besitzt der Apparat einen derartigen Schalter nicht, sondern getrennte Klemmen für den galvanischen und faradischen Strom, dann ist folgendermaßen vorzugehen: Man verbindet den positiven Pol des galvanischen mit dem negativen Pol des faradischen Stromes. An den negativen Pol des galvanischen Stromes wird die Unterbrecherelektrode und an den positiven faradischen Pol die großflächige Elektrode angeschlossen. (Man hat dann die galvanische und faradische Apparatur hintereinander geschaltet.)

Bei der galvano-faradischen Behandlung stellt man zunächst *nur den galvanischen Strom* an, und zwar so stark, daß er deutliche Muskelzuckungen hervorruft. Anschließend wird der faradische Strom hinzugenommen, also bei den meisten Apparaten durch Umschaltung von der Stellung *G* auf die Stellung *C*, und zwar in solcher Stärke, daß sich die Muskeln für die Dauer der Einschaltung des Stromes kräftig zusammenziehen. Im übrigen verfährt man genau so wie bei der faradischen Behandlung sonst auch.

18. Die Dauerdurchströmung mit dem galvanischen Strom.

Wir haben bisher nur gelernt, wie man mit dem galvanischen Strom durch kurzdauerndes Einschalten *Muskelzuckungen* hervorruft. Der galvanische Strom wird aber auch noch zu anderen Zwecken, nämlich zur *Bekämpfung von Nervenschmerzen* und zur Anregung des Nervenwachstums angewandt. Hierbei läßt man *schwache* galvanische Ströme über längere Zeit hin fließen.

a) Galvanische Behandlung zur Bekämpfung von Nervenschmerzen. Bei Kopfschmerzen und Kopfdruck wirkt oft die *Kopfgalvanisation* lindernd. Eine große, biegsame Elektrode wird quer über die Stirn gelegt, eine zweite große Elektrode dagegen im Nacken angebracht. Beide Elektroden müssen unbedingt fest anliegen, etwa mit einer elastischen Binde gut befestigt sein. Der galvanische Strom wird nun *ganz langsam* so weit eingeschaltet, bis das Meßinstrument einige Milliampere anzeigt. Nach einer Zeit von 10—15 Minuten wird der Strom *ganz langsam* wieder ausgeschaltet. Stromstärke und Zeitdauer der Behandlung werden im einzelnen vom Arzt vorgeschrieben. Während der Behandlung muß man fortlaufend das Milliamperemeter beobachten, denn es kommt vor, daß die Stromstärke von selbst *ansteigt* (dadurch, daß der *Widerstand* der Haut unter dem Einfluß des galvanischen

Stromes *geringer* wird). Man muß dann den vorgeschriebenen Wert von beispielsweise 3 Milliampere wieder einstellen.

Sehr günstig kann die Durchströmung mit schwachen galvanischen Strömen auch *bei Schmerzen des Armgeflechtes und der Armnerven* wirken. Man legt eine große, biegsame Elektrode auf die Schulter und an die seitliche Halsgegend, und bringt eine zweite große Elektrode an der Innenseite des Oberarmes oder auch am Unterarm bzw. an der Hand an. An die obere Elektrode wird der positive, an die untere dagegen der negative Pol angeschlossen. Wie bei der Kopfgalvanisation ist auf langsames

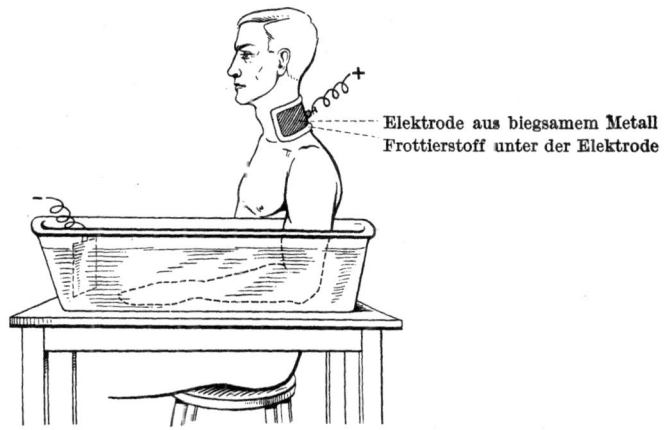

Abb. 26. Galvanisches Armbad.

Ein- und Ausschalten des Stromes zu achten. Die untere Elektrode kann man dadurch ersetzen, daß man den Arm in eine mit heißem Wasser (43°) gefüllte *Armbadewanne* eintauchen läßt, in welche der elektrische Strom mit Hilfe einer metallischen Platte eingeleitet wird (galvanisches Armbad, s. Abb. 26). Auch der faradische Strom wird zu derartigen Armbädern benutzt (faradisches Armbad).

Die beschriebene Methode kann auch Anwendung finden zur Behandlung von Schmerzzuständen im Verlauf des *Ischiasnerven*. Man legt eine großflächige Elektrode unter das Gesäß oder an die Rückseite des schmerzenden Oberschenkels, während der Unterschenkel in eine Fußbadewanne bzw. einen Eimer eintaucht. Wieder wird an die obere Elektrode der positive Pol (der schmerzlindernd wirkt) und an die untere Elektrode, die sich in der Fußbadewanne befindet, der negative Pol angeschlossen (s. Abb. 27). —

46 Die Dauerdurchströmung mit dem galvanischen Strom.

Im allgemeinen ist diese galvanische Behandlung von Nervenschmerzen (Neuralgien) in den letzten Jahren durch die Kurzwellenbehandlung verdrängt worden. Diese Behandlung kann aber recht schöne Erfolge haben; man wolle sich ihrer dort erinnern, wo ein Kurzwellenapparat nicht zur Verfügung steht.

b) **Galvanische Behandlung zur Anregung des Nervenwachstums.** Eine länger dauernde galvanische Durchströmung wird auch bei Nervenverletzungen zur *Anregung des Nervenwachstums* vorgenommen. Man ordnet die Elektroden so an, daß der verletzte Nerv vom Strom durchflossen werden muß. Am Arm wird eine größere Elektrode in der Gegend des Armgeflechtes angebracht, eine zweite Elektrode mit nicht zu großer Fläche, an die man den *negativen* Pol angeschlossen hat, dagegen ober- bzw. ein Stück unterhalb der *Verletzungsstelle* des

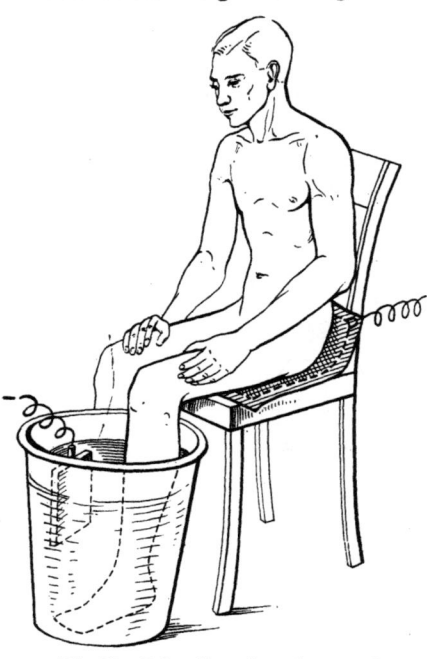

Abb. 27. Behandlung des schmerzenden Ischiasnerven mit galvanischem Strom.

Nerven aufgesetzt. Man schaltet den galvanischen Strom, wie oben geschildert wurde, ganz langsam so weit ein, daß einige Milliampere fließen, und nach 10—15 Minuten langsam wieder aus.

Um Zeit zu sparen, kann man bei der Behandlung Nervenverletzter die Übung der *Muskeln* durch elektrische Reize und die *Anregung des Nervenwachstums miteinander verbinden*, und zwar auf folgende Weise:

Man setzt die obere, größere Elektrode nicht auf das obere Ende des Muskels, wie in Tab. 1 angegeben, sondern etwas *oberhalb der Verletzungsstelle des Nerven* auf. Während man nun in der in Abschnitt 15, a, S. 26 ff. geschilderten Weise die Muskeln durch galvanische Reize zur Tätigkeit bringt, steht gleichzeitig der Nerv unter der anregenden Wirkung des elektrischen Stromes. Ein Beispiel: Bei einer Lähmung der Muskeln an der Streckseite des Unterarmes infolge Verletzung des Radialisnerven an der Rückseite des Oberarmknochens setzt man die untere Elektrode, wie früher beschrieben, oberhalb der Streckseite des Handgelenkes, die obere Elektrode dagegen statt an der Außenseite des Ellenbogengelenkes auf die *Streckseite des Oberarmes* auf und erreicht damit, daß auch der *Radialisnerv* während der Übung der Muskeln galvanisch durchströmt wird.

Ein weiteres Beispiel: Bei einem Kranken ist die Wadenmuskulatur infolge einer Verletzung des Ischiasnerven unterhalb des Gesäßes gelähmt und soll galvanisch behandelt werden. Man setzt die obere Elektrode nicht, wie in Tab. 1 angegeben, in die Gegend der Kniekehle, sondern *dicht unterhalb der Gesäßfalte* an die Stelle der Schußverletzung auf. Es wird dann während der Übung der Wadenmuskulatur durch galvanische Reize gleichzeitig der Ischiasnerv vom Strom durchflossen.

Diese Anordnung der Elektroden wird man aber nur dann treffen, wenn die Muskeln sich auch hierbei kräftig zusammenziehen. Anderenfalls muß man die in Tab. 1 angegebene Elektrodenlage beibehalten und die galvanische Durchströmung des *Nerven* im Anschluß an die elektrische Übungsbehandlung der *Muskeln gesondert* vornehmen.

19. Das Behandlungsbuch.

Der Sanitätsdienstgrad muß jederzeit einen Überblick über die ihm anvertrauten Soldaten haben. Nicht immer wird er die ärztlichen Anordnungen über eine größere Anzahl von Verletzten behalten können. Es ist deshalb sehr zweckmäßig, ein *Behandlungsbuch* zu führen, und zwar mit folgender Einteilung:

Beispiel.

Dienstgrad	Name und Vorname	Wohnung	Krankheitsbezeichnung
Gefr.	Müller, Fritz	Lazarett	Radialislähmung
Schütze	Schneider, Karl	Zietenkaserne	Gewohnheitslähmung der rechten Hand

(Fortsetzung).

Was ist zu behandeln?	Stromart	Wie oft?	Eintragungen über Erscheinen und Nichterscheinen bei den Behandlungen
Muskeln Streckseite Unterarm	galv.	tgl.	
Alle Muskeln des Unterarmes sowie die 3 Armnerven	farad.	tgl.	

20. Die Haltung des Sanitätsdienstgrades dem verletzten Kameraden gegenüber.

Der mit der elektrischen Behandlung betreute Sanitätsdienstgrad hat eine verantwortungsvolle Aufgabe übernommen, an die er mit Ernst und Eifer heranzugehen hat. Von seiner Gewissenhaftigkeit und seinem Geschick hängt zu einem nicht geringen Anteil der Heilungserfolg ab. Dem Verletzten gegenüber muß er die richtige Einstellung und den rechten Ton kameradschaftlicher Anteilnahme finden. Jede Gelegenheit soll er benutzen, ihm Mut und Hoffnung zu machen; denn gerade bei den Nervenverletzungen währt die Lazarettbehandlung oft lange und bedeutet deshalb eine harte Geduldsprobe für den Soldaten. Der behandelnde Sanitätsdienstgrad muß sich andererseits aber auch solchen Verletzten gegenüber *durchzusetzen wissen*, die durch unbeherrschtes Verhalten eine sachgemäße Durchführung der Behandlung erschweren. Hier kommt alles auf ein sicheres, ruhiges und doch bestimmtes Auftreten an.

Besonders schwierig kann sich das Verhältnis zu solchen Soldaten gestalten, bei denen eine *Gewohnheitslähmung* vorhanden ist. Auch in diesem Falle darf nie der Eindruck entstehen, daß man dem zu Behandelnden Schmerzen machen will, denn dann entwickelt sich bei ihm eine Voreingenommenheit gegen den Sanitätsdienstgrad, die einer Besserung der Krankheitserscheinungen im Wege steht. Auch solche Leute behandele man mit demselben *Ernst* und derselben Ruhe und Sicherheit wie die Nervenverletzten. Immer wieder muß man ihnen bei der elektrischen Behandlung vor Augen führen, daß mit dem faradischen Strom jede Bewegung unschwer hervorzurufen ist und sie zum Nachmachen der elektrisch ausgelösten Bewegungsvorgänge anhalten. Wer hier geschickt vorgeht, wem es gelingt, auch bei Soldaten mit Gewohnheitslähmungen *Freude am Fortschritt* zu wecken, der wird in kurzer Zeit schöne Erfolge haben.

MIX
Papier aus verantwortungsvollen Quellen
Paper from responsible sources
FSC® C105338

If you have any concerns about our products,
you can contact us on
ProductSafety@springernature.com

In case Publisher is established outside the EU,
the EU authorized representative is:
**Springer Nature Customer Service Center GmbH
Europaplatz 3, 69115 Heidelberg, Germany**

Printed by Libri Plureos GmbH
in Hamburg, Germany